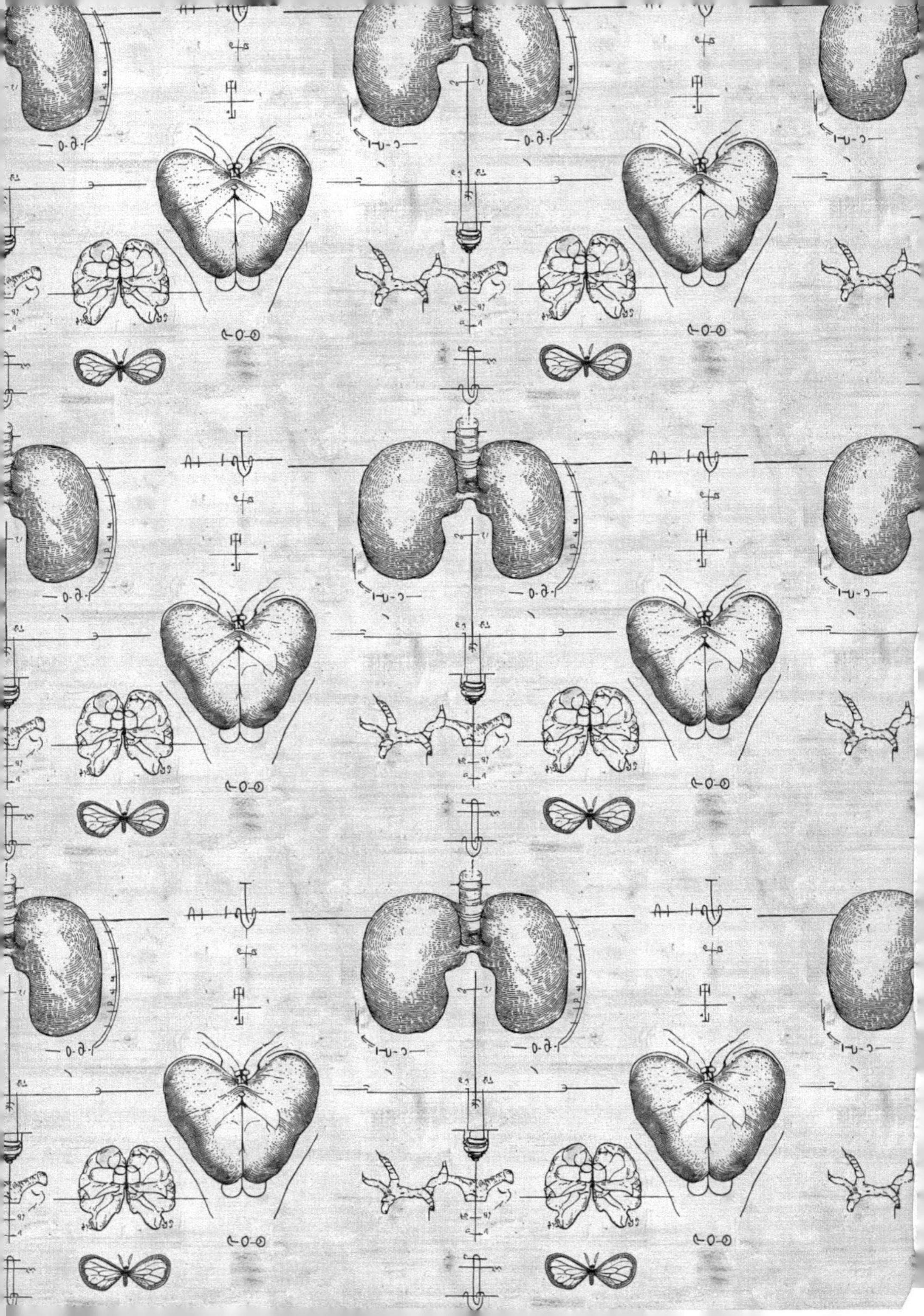

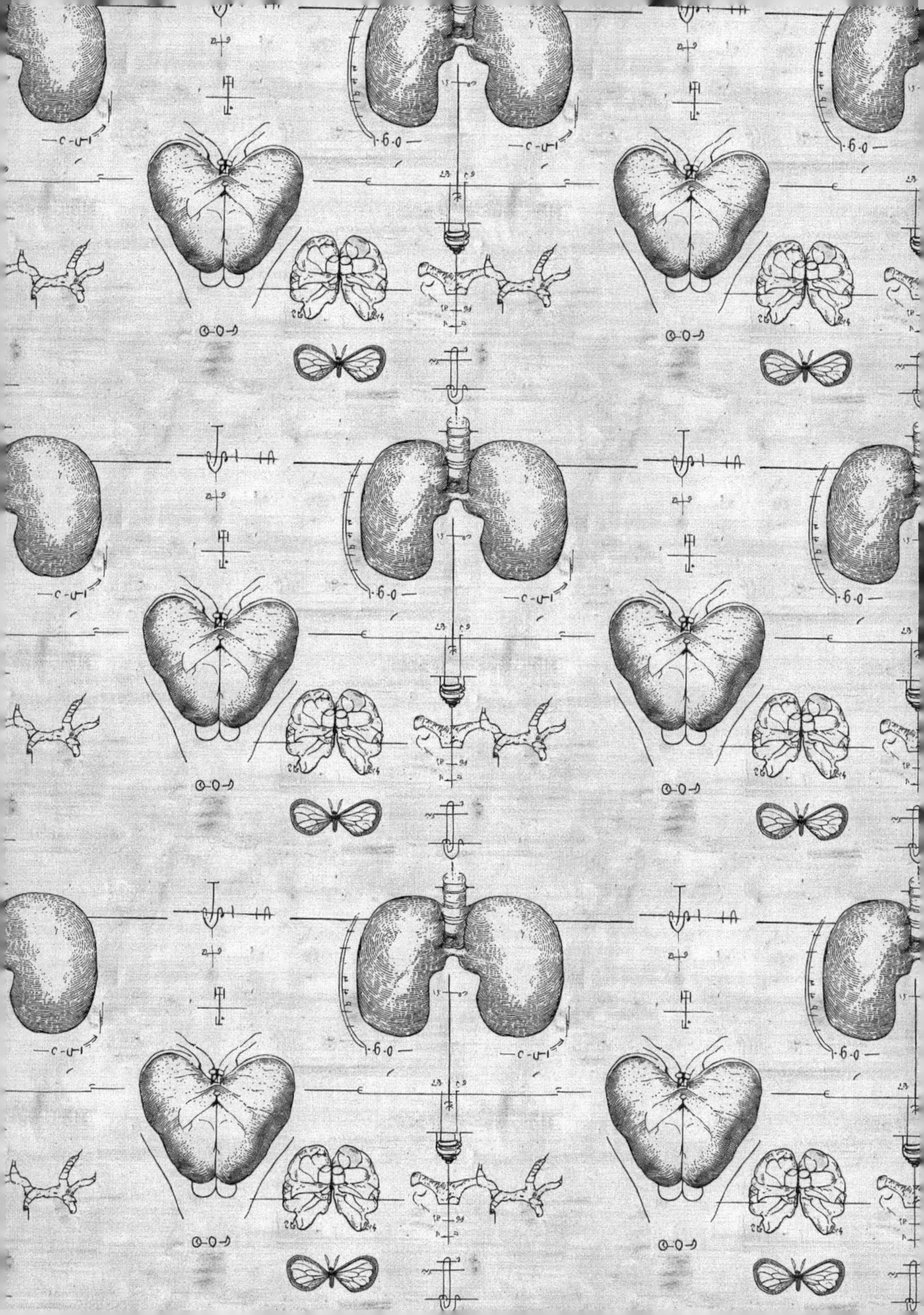

Aviso legal

Saage Media GmbH
c/o SpinLab – The HHL Accelerator
Spinnereistraße 7
04179 Leipzig, Germany
E-Mail: contact@SaageMedia.com
Web: www.SaageMedia.com
Commercial Register: Local Court Leipzig, HRB 42755 (Handelsregister: Amtsgericht Leipzig, HRB 42755)
Managing Director: Rico Saage (Geschäftsführer)
VAT ID Number: DE369527893 (USt-IdNr.)

Editorial: Saage Media GmbH
Publicación: 02.2025
Diseño de portada: Saage Media GmbH
ISBN Tapa blanda (es): 978-3-384-52659-5
ISBN Ebook (es): 978-3-384-52660-1

Legal / Avisos

Los enlaces externos y las referencias a fuentes enumerados en este libro fueron verificados al momento de la publicación. El autor no tiene influencia sobre los diseños y contenidos actuales y futuros de las páginas vinculadas. El proveedor del sitio web vinculado es el único responsable de los contenidos ilegales, incorrectos o incompletos, así como de los daños que surjan del uso o no uso de la información, no quien hace referencia a la publicación respectiva a través de enlaces. Todas las fuentes externas utilizadas se enumeran en la bibliografía. A pesar del cuidadoso control del contenido, no asumimos ninguna responsabilidad por el contenido de fuentes externas. Los operadores de las fuentes citadas son los únicos responsables de su contenido. Las imágenes y fuentes de terceros están marcadas como tales. La reproducción, procesamiento, distribución y cualquier tipo de explotación fuera de los límites de los derechos de autor requieren el consentimiento por escrito del autor o creador respectivo.
Este libro ha sido traducido del alemán. No se pueden descartar completamente las desviaciones del original o los errores de traducción. Todas las fuentes citadas en el libro están disponibles en inglés. No asumimos ninguna responsabilidad por inexactitudes o malentendidos de contenido que puedan surgir por la traducción.
Los datos de los diagramas que no están marcados explícitamente con una fuente no se basan en estudios, sino que son suposiciones no vinculantes para una mejor visualización.
Este libro fue creado utilizando Inteligencia Artificial (IA) y otras herramientas. Entre otras cosas, se utilizaron herramientas para la investigación, la escritura/edición y la generación de ilustraciones decorativas. A pesar del control, no se pueden descartar completamente los errores. Nos gustaría enfatizar que el uso de la IA sirve como herramienta de apoyo para proporcionar a nuestros lectores una experiencia de lectura de alta calidad e inspiradora.

Bendis Saage

La Tiroides: Guía Completa para Comprender y Tratar las Enfermedades Tiroideas

Todo sobre nutrición para el hipotiroidismo e hipertiroidismo, tratamientos naturales y el manejo de Hashimoto con un enfoque integral

97 Fuentes
43 Diagramas
55 Imágenes
7 Ilustraciones

Queridos lectores,

les agradecemos de corazón que hayan elegido este libro. Con su elección, no solo nos han brindado su confianza, sino también parte de su valioso tiempo. Lo apreciamos mucho.

Los problemas de tiroides afectan a millones de personas, pero la terapia estándar a menudo es insuficiente. Este libro especializado presenta nuevas formas de tratar el Hashimoto y el hipotiroidismo de manera integral y sostenible. Además de explicaciones fundamentadas sobre los principios del funcionamiento de la tiroides, ofrece recomendaciones prácticas de la medicina natural y la nutrición. Los lectores recibirán una guía orientada a la práctica con conceptos terapéuticos probados, desde la optimización de los valores de laboratorio hasta estrategias dietéticas específicas y remedios herbales comprobados. Los métodos presentados se pueden integrar fácilmente en la vida cotidiana y combinar con un tratamiento convencional. El libro une los conocimientos científicos modernos con la sabiduría curativa tradicional en un enfoque de tratamiento holístico que activa las fuerzas de autocuración y mejora notablemente la calidad de vida. Descubra ahora nuevas perspectivas para su salud tiroidea, con conceptos fundamentados para más vitalidad y bienestar.

Esta guía le proporciona información comprensible y práctica sobre un tema complejo. Gracias a herramientas digitales desarrolladas internamente que también utilizan redes neuronales, pudimos realizar investigaciones exhaustivas. El contenido se ha estructurado de manera óptima y desarrollado hasta la versión final para proporcionarle una visión general bien fundamentada y de fácil acceso. El resultado: obtiene una visión integral y se beneficia de explicaciones claras y ejemplos ilustrativos. El diseño visual también se ha optimizado mediante este método avanzado para que pueda captar y utilizar la información rápidamente.

Nos esforzamos por la máxima precisión, pero agradecemos cualquier indicación de posibles errores. Visite nuestro sitio web para encontrar las últimas correcciones y adiciones a este libro. Estas también se incorporarán en futuras ediciones.

¡Esperamos que disfrute leyendo y descubriendo cosas nuevas! Si tiene sugerencias, críticas o preguntas, esperamos sus comentarios. Solo mediante el intercambio activo con ustedes, los lectores, las futuras ediciones y obras podrán ser aún mejores. ¡Manténgase curioso!

Bendis Saage

Saage Media GmbH - Equipo

- www.SaageBooks.com/es
- support@saagemedia.com
- Spinnereistraße 7 - c/o SpinLab – The HHL Accelerator, 04179 Leipzig, Germany

Acceso rápido al conocimiento

Para garantizar una experiencia de lectura óptima, nos gustaría familiarizarle con las características principales de este libro:

- **Estructura Modular:** Cada capítulo es independiente y puede leerse sin depender de los demás.
- **Investigación Exhaustiva:** Todos los capítulos se basan en una investigación exhaustiva y están respaldados por referencias científicas. Los datos mostrados en los diagramas sirven para una mejor visualización y se basan en suposiciones, no en los datos proporcionados en las fuentes. Una lista completa de fuentes y créditos de imágenes se encuentra en el apéndice.
- **Terminología Clara:** Los términos técnicos subrayados se explican en el glosario.
- **Resúmenes de Capítulos:** Al final de cada capítulo, encontrará resúmenes concisos que le dan una visión general de los puntos clave.
- **Recomendaciones Concretas:** Cada subcapítulo concluye con una lista de consejos específicos para ayudarle a poner en práctica lo aprendido.

Materiales adicionales de bonificación en nuestro sitio web

En nuestro sitio web, planeamos poner a su disposición los siguientes materiales exclusivos:

- Contenido adicional y capítulos extra
- Un resumen general compacto
- Una versión de radioteatro. (En planificación)

El sitio web está actualmente en construcción.

www.SaageBooks.com/es/
comprender_y_tratar_las_enfermedades_de_la_tiroides-bonus-EZ9
PE6

Índice

- 3. Hipertiroidismo
  - 3. 1 Cuadro clínico
    - Cambios orgánicos
    - Descompensaciones metabólicas
    - Síntomas acompañantes
  - 3. 2 Conceptos nutricionales
    - Necesidades energéticas
    - Aporte de minerales
    - Balance vitamínico
  - 3. 3 Enfoques naturopáticos
    - Uso de plantas medicinales
    - Procedimientos de drenaje
    - Terapia de regulación

1. Fundamentos de la función tiroidea

¿Alguna vez se ha preguntado cómo un pequeño órgano en forma de mariposa puede controlar su bienestar general? La tiroides es una de las estructuras más fascinantes del cuerpo humano y afecta casi todas las funciones corporales, desde la frecuencia cardíaca hasta el metabolismo. La investigación moderna muestra que el funcionamiento óptimo de este órgano depende de muchos factores que van más allá de la consideración clásica de los valores de laboratorio. Una comprensión holística de la función tiroidea permite nuevas perspectivas para el diagnóstico y la terapia. En este capítulo, descubrirá los asombrosos mecanismos que están detrás de la regulación de nuestro "director de metabolismo".

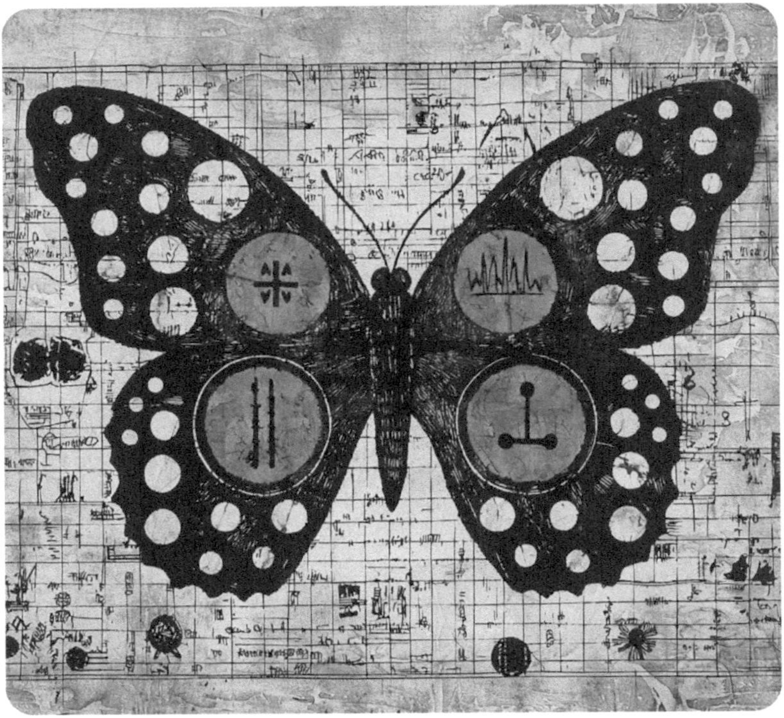

1. 1 Anatomía y fisiología

Para tratar la hipotiroidismo de manera natural, es esencial comprender sus fundamentos anatómicos y fisiológicos. La tiroides, un pequeño órgano, influye en el metabolismo, el sistema cardiovascular, la digestión e incluso la función renal. Un mal funcionamiento puede provocar una variedad de síntomas y complejas interacciones con otros órganos. Este capítulo proporciona el conocimiento necesario para entender las interrelaciones y tomar las medidas adecuadas para su salud.

Una hipotiroidismo puede tener múltiples efectos en diferentes sistemas orgánicos y afectar su interacción. Por lo tanto, es crucial un enfoque y tratamiento holísticos que consideren todo el contexto hormonal y las interacciones entre los órganos para un tratamiento exitoso.

Procesos de control hormonal

El hipotálamo actúa como el centro de control principal de la producción hormonal y, por lo tanto, influye en numerosas funciones corporales. Su estructura anatómica se divide en tres áreas: anterior, medial y posterior. Cada una de estas áreas alberga grupos nucleares específicos que cumplen diferentes funciones fisiológicas [s1]. Por ejemplo, el hipotálamo anterior produce hormonas como GnRH (hormona liberadora de gonadotropina), oxitocina y TRH (hormona liberadora de tirotropina). Estas hormonas, a su vez, regulan la actividad de la hipófisis y otras glándulas endocrinas [s1]. Un mal funcionamiento del hipotálamo puede dar lugar a una variedad de síntomas, dependiendo de los núcleos afectados, que van desde trastornos del ciclo (anovulación) hasta problemas de sueño y cambios de comportamiento [s1]. El tratamiento se basa en la causa subyacente y puede variar desde terapia de reemplazo hormonal hasta intervención quirúrgica [s1]. Además del hipotálamo, otras hormonas intervienen en complejos circuitos de regulación. La somatostatina actúa predominantemente como un inhibidor de los procesos neuroendocrinos y afecta la liberación hormonal en varios sistemas, incluidos el sistema exocrino y el sistema endocrino, así como el sistema nervioso central [s2]. La somatostatina se produce

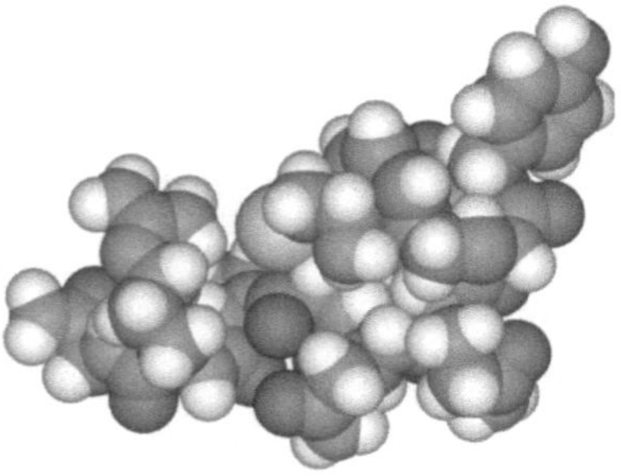

Hormona antidiurética [i1]

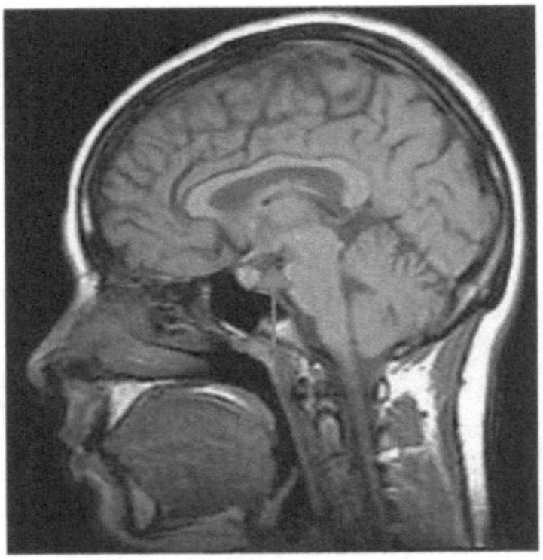

Hipotálamo [i2]

principalmente en células especializadas del páncreas y del tracto gastrointestinal, siendo un tipo celular específico el que proporciona la mayor parte de la somatostatina endógena [s2]. Otro ejemplo es la hormona antidiurética (ADH), cuya liberación se regula mediante la osmolaridad y el estado de volumen del cuerpo [s3]. Varios factores, como la angiotensina II, el dolor o ciertos medicamentos, pueden promover o inhibir la secreción de ADH [s3]. Las alteraciones en el equilibrio de ADH, como el síndrome de secreción inadecuada de ADH (SIADH) o la diabetes insípida, conducen a diferentes problemas en el equilibrio hídrico [s3]. Por lo tanto, en el caso de un hipotiroidismo, es importante considerar el contexto hormonal completo. Si además del hipotiroidismo existen otros desequilibrios hormonales, esto puede influir en el tratamiento. Un diagnóstico exhaustivo que considere varios niveles hormonales permite una terapia individualizada.

Bueno saber

Diabetes Insípida

La diabetes insípida es una enfermedad caracterizada por una deficiencia de ADH o una disminución de la sensibilidad de los riñones a la ADH. Esto conduce a una mayor excreción de agua y puede causar sed intensa y deshidratación.

Sistema Endocrino

El sistema endocrino está compuesto por glándulas que secretan hormonas directamente al torrente sanguíneo. Estas hormonas actúan como mensajeros y regulan diversas funciones corporales, como el metabolismo, el crecimiento y la reproducción. La tiroides es una parte importante del sistema endocrino.

Hipotálamo

El hipotálamo es una región importante del cerebro que actúa como un vínculo entre el sistema nervioso y el sistema endocrino. Juega un papel crucial en la regulación de diversas funciones corporales, incluida la función tiroidea, al liberar hormonas que estimulan la hipófisis.

Sistema Nervioso Central

El sistema nervioso central (SNC) está compuesto por el cerebro y la médula espinal. Es la instancia central de control y procesamiento del cuerpo y recibe información del sistema nervioso periférico. El SNC también juega un papel en la regulación del sistema endocrino, incluida la función tiroidea.

Niveles de TSH y hormona tiroidea

Relación entre los niveles de TSH y T4 libre en diferentes estados tiroideos.

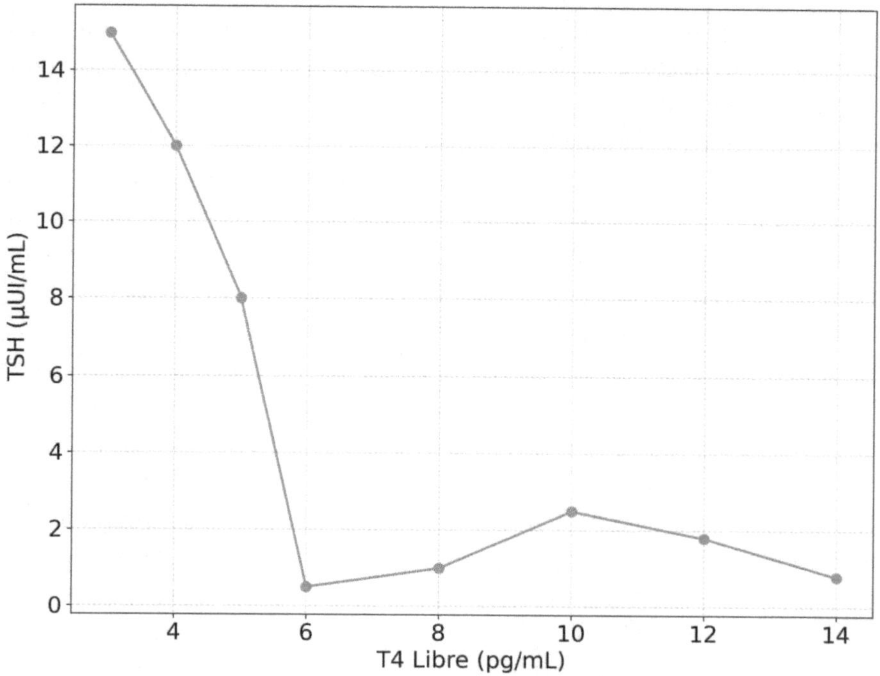

Este gráfico demuestra la relación inversa entre la TSH y la T4 libre. Los niveles altos de TSH se corresponden con niveles bajos de T4 libre, lo que indica hipotiroidismo. Por el contrario, los niveles bajos de TSH con niveles altos de T4 libre sugieren hipertiroidismo. Un estado equilibrado está representado por niveles normales de ambas hormonas.

Funciones metabólicas

Las funciones metabólicas se refieren a todos los procesos bioquímicos en el cuerpo que generan, almacenan y utilizan energía. El gasto energético en reposo (RMR) constituye la mayor parte del consumo diario de energía [s4]. Aunque el ejercicio tiene un impacto directo relativamente bajo en el consumo de energía, puede influir positivamente en otros componentes del balance energético de manera indirecta [s4]. Así, el entrenamiento regular puede aumentar el RMR a largo plazo, aunque los estudios muestran resultados inconsistentes al respecto [s4]. Después de una sesión de entrenamiento, se produce un aumento temporal del RMR, conocido como EPOC (Consumo de Oxígeno Post-ejercicio Excesivo), que ocurre en dos fases [s4]. Paradójicamente, medidas extremas, como dietas muy restrictivas, pueden reducir el RMR a pesar de un aumento en la masa muscular [s4]. Una dieta equilibrada y la actividad física regular afectan la composición y función del cuerpo [s5]. Diferentes formas de ejercicio conducen a adaptaciones específicas [s5]. Caminar largas distancias aumenta la oxidación de grasas y la movilización de ácidos grasos, mientras que correr intensamente estimula la oxidación de glucógeno y de triglicéridos almacenados en los músculos [s5]. El entrenamiento de fuerza con cargas cortas e intensas promueve la reclutación de unidades motoras y la síntesis de proteínas en los músculos [s5]. Un ejemplo: quienes deseen aumentar su actividad metabólica pueden lograr efectos positivos mediante el entrenamiento de fuerza regular combinado con ejercicio aeróbico, como caminar rápidamente. Es importante ajustar la intensidad y duración del entrenamiento a las necesidades individuales y al estado de salud. Además de los efectos directos del ejercicio sobre el metabolismo, también existen efectos indirectos mediadores a través de moléculas de señalización, hormonas y citoquinas, denominadas "exerkinas" [s6]. Estas actúan sobre diferentes tejidos como el hígado, el tejido adiposo, los vasos sanguíneos y el páncreas [s6]. El ejercicio mejora la sensibilidad a la insulina, un factor importante para un metabolismo saludable [s6]. La resistencia a la insulina, una característica central de la diabetes tipo 2, a menudo se asocia con un aumento en el almacenamiento de grasa en el hígado [s6]. La inflamación, el estrés oxidativo y el estrés en el retículo endoplásmico están relacionados con trastornos metabólicos que afectan la acción de la insulina en los tejidos [s6]. El entrenamiento mejora la captación y utilización de glucosa en los músculos, aumentando así la sensibilidad a la insulina [s6]. El hígado también juega un papel importante al ajustar la producción y liberación de glucosa durante el ejercicio [s6].

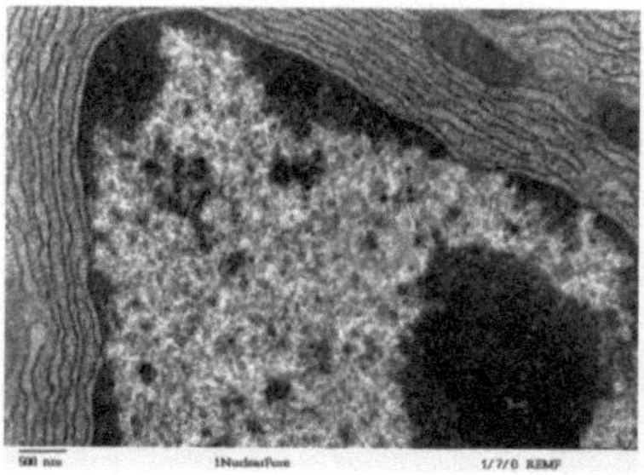

Retículo endoplasmático [i3]

Bueno saber

Retículo endoplásmico

El retículo endoplásmico (RE) es un orgánulo celular involucrado en la síntesis y plegamiento de proteínas, así como en el metabolismo del calcio. El estrés en el RE puede contribuir a disfunciones celulares y problemas metabólicos, que pueden intensificarse en caso de hipotiroidismo.

Sensibilidad a la insulina

La sensibilidad a la insulina describe cuán efectivamente las células del cuerpo responden a la insulina para absorber glucosa de la sangre. Un hipotiroidismo puede afectar negativamente la sensibilidad a la insulina y aumentar el riesgo de resistencia a la insulina y diabetes tipo 2. El ejercicio puede mejorar la sensibilidad a la insulina.

Unidades motoras

Las unidades motoras consisten en una neurona motora y las fibras musculares que inerva. El entrenamiento de fuerza estimula el reclutamiento de unidades motoras, lo que lleva a un aumento de la fuerza y masa muscular. Esto puede ayudar a contrarrestar la debilidad muscular en caso de hipotiroidismo.

Distribución de la actividad metabólica

Ilustra la contribución relativa de los diferentes sistemas orgánicos a la tasa metabólica general.

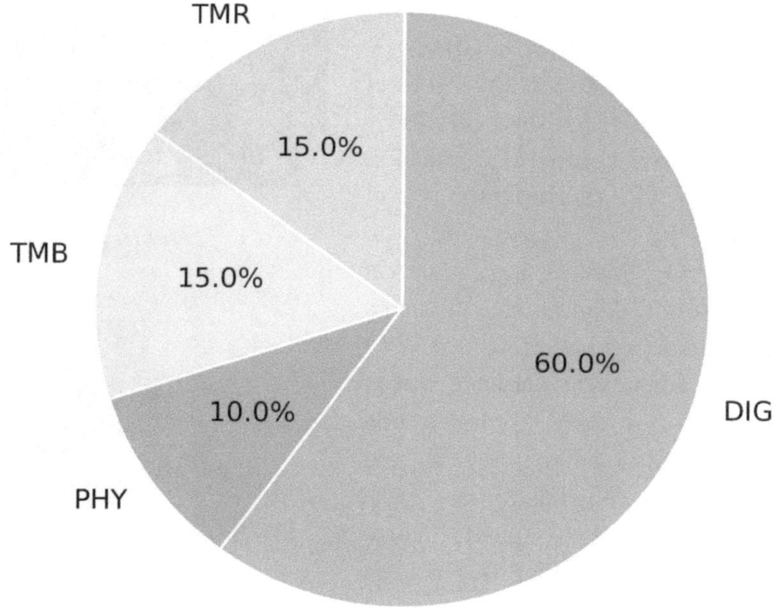

DIG: Digestión/Otros

PHY: Actividad física

TMB: Tasa metabólica basal

TMR: Termorregulación

La mayor parte de la actividad metabólica se dedica a la tasa metabólica basal, lo que destaca la importancia de mantener las funciones corporales básicas. La termorregulación y la actividad física también contribuyen significativamente, lo que indica que los factores del estilo de vida como el ejercicio y la temperatura ambiental pueden influir en la tasa metabólica general. La digestión y otros procesos metabólicos constituyen una parte menor, pero aún esencial, del gasto energético total. Esta distribución subraya la interconexión de los diferentes sistemas corporales para mantener el equilibrio metabólico, que puede verse alterado en afecciones como el hipotiroidismo.

Interacciones con otros órganos

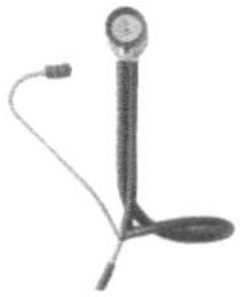

La tiroides, aunque pequeña, influye en la función de numerosos órganos. Sus hormonas, tiroxina (T4) y triyodotironina (T3), actúan sobre el metabolismo de todas las células y regulan procesos como la producción de energía, el crecimiento y el desarrollo. En el caso de un hipotiroidismo, donde la producción hormonal está disminuida, diversos órganos pueden verse afectados. Por ejemplo, la frecuencia cardíaca puede disminuir, lo que puede llevar a una presión arterial más baja y a una reducción de la capacidad física [s7]. La digestión también puede verse afectada, manifestándose en estreñimiento. La función renal también puede verse comprometida, lo que puede reducir la excreción de agua y favorecer la retención de líquidos [s7]. Los síntomas neurológicos como problemas de concentración, fatiga y cambios de humor son también comunes. Un hipotiroidismo puede, además, alterar las interacciones entre diferentes órganos. Al igual que en una lesión renal aguda, un hipotiroidismo puede afectar la comunicación entre los riñones, el corazón, los pulmones, el hígado, el cerebro y el intestino [s7]. Los procesos inflamatorios y los cambios en el equilibrio hormonal pueden intensificar estas interacciones. Por lo tanto, es aconsejable que, al diagnosticar un hipotiroidismo, también se preste

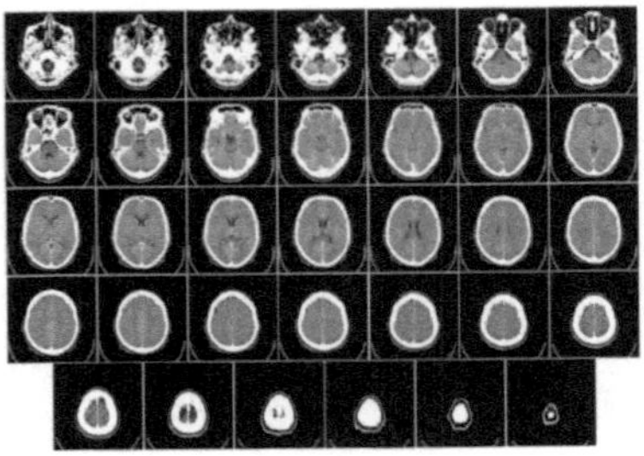

cerebro [i4]

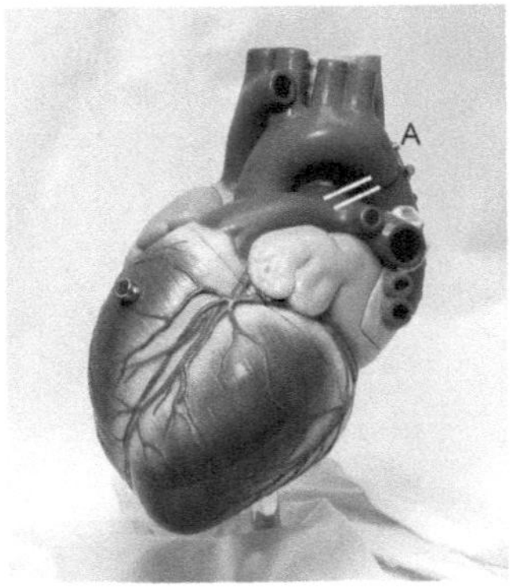

corazón [i5]

atención a posibles efectos secundarios en otros órganos y se consideren en el plan de tratamiento. Un enfoque holístico que incluya las complejas interacciones en el cuerpo es crucial para una terapia exitosa. Así, mediante la adaptación de la dieta y el estilo de vida, como el ejercicio regular, se puede apoyar la función de varios sistemas orgánicos y mitigar los efectos del hipotiroidismo. Especialmente las personas con problemas renales existentes deben prestar atención a sus valores tiroideos, ya que un hipotiroidismo puede afectar aún más la función renal [s7].

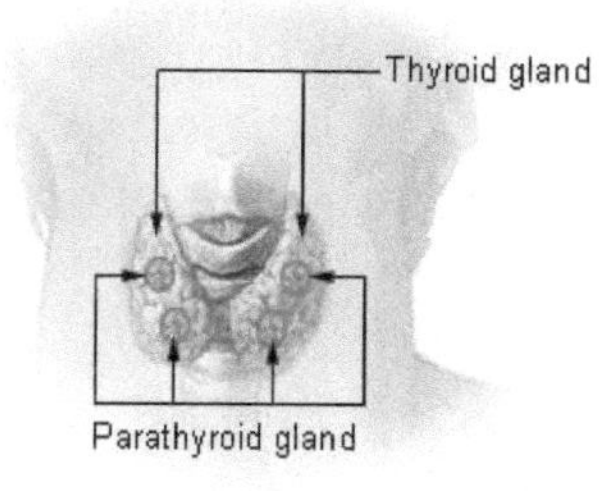

tiroides [i6]

Bueno saber

Cerebro

El cerebro es el órgano central de control del cuerpo y es responsable del procesamiento de información, el control de movimientos y la regulación de emociones. Las hormonas tiroideas son esenciales para el desarrollo y la función del cerebro.

Riñones

Los riñones son órganos pareados responsables de filtrar la sangre y eliminar productos de desecho en la orina. También juegan un papel importante en la regulación del equilibrio de agua y electrolitos en el cuerpo.

Metabolismo

El metabolismo abarca todos los procesos químicos en el cuerpo que generan y utilizan energía para mantener funciones vitales. Esto incluye la conversión de alimentos en energía, la construcción de tejidos corporales y la eliminación de productos de desecho.

Tiroides

La tiroides es un pequeño órgano en forma de mariposa en el cuello que produce hormonas que regulan el metabolismo, el crecimiento y el desarrollo. Un hipotiroidismo puede llevar a una variedad de síntomas debido a la disminución de la producción hormonal.

Interacción Orgánica en el Hipotiroidismo

Impacto del hipotiroidismo en varios sistemas orgánicos, categorizado por intensidad de interacción y nivel hormonal.

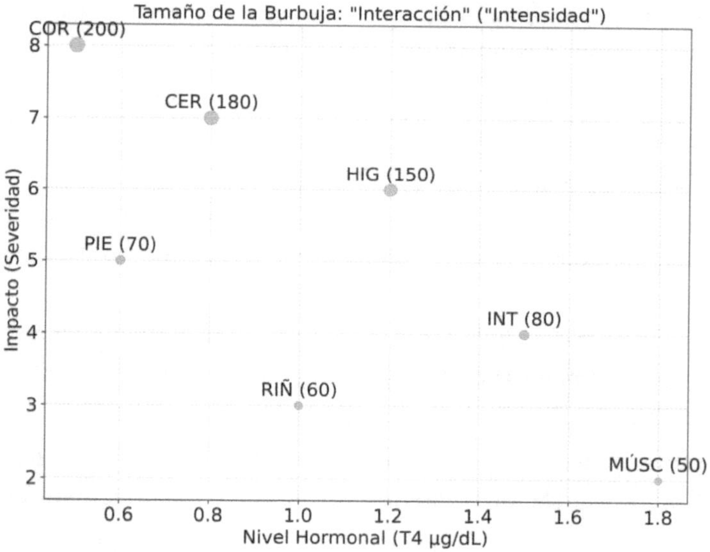

Blasengröße: Interacción (Intensidad)

CER: Cerebro

HIG: Hígado

MÚSC: Músculos

RIÑ: Riñones

COR: Corazón

INT: Intestino

PIE: Piel

El gráfico de burbujas revela una compleja interacción entre la tiroides y otros sistemas orgánicos. Las burbujas más grandes, que representan interacciones más fuertes, resaltan el impacto significativo de las hormonas tiroideas en órganos metabólicamente activos como el corazón, el cerebro y el hígado. Las burbujas más pequeñas indican una influencia menor, pero aún presente, en otros sistemas como el intestino y la piel. Las diferentes posiciones en el eje y sugieren que los diferentes niveles hormonales tienen diferentes efectos en cada sistema orgánico, siendo algunos órganos más sensibles a las fluctuaciones que otros.

Consejos concretos

- Visualiza el hipotálamo como el director de tu sistema hormonal y considera la tiroides como un miembro importante de la orquesta.
- Sigue los caminos de las hormonas tiroideas en el cuerpo imaginando los órganos diana como puntos en un mapa y visualizando sus conexiones.
- Crea una tabla que asocie las estructuras anatómicas de la tiroides (por ejemplo, folículos, células C) con sus funciones fisiológicas (por ejemplo, producción de hormonas, liberación de calcitonina).
- Construye un modelo de la tiroides y del hipotálamo con plastilina para comprender mejor las relaciones espaciales y las proporciones de tamaño.
- Desarrolla un diario personal de la tiroides para documentar tus señales corporales (por ejemplo, fatiga, sensibilidad al frío) y así reconocer posibles conexiones con la función tiroidea.
- Explora la anatomía del sistema hipotálamo-hipófisis-tiroides utilizando aplicaciones interactivas de anatomía o recursos en línea.
- Discute con tu médico o farmacéutico sobre las interacciones de las hormonas tiroideas con otros medicamentos para minimizar posibles efectos negativos.
- Infórmate sobre el papel del sistema nervioso autónomo en la regulación de la función tiroidea y explora técnicas de relajación para reducir el estrés.
- Imagina la tiroides como una pequeña pero poderosa central eléctrica que influye en todo tu metabolismo y visualiza cómo sus hormonas controlan el flujo de energía en tus células.

1. 2 Procedimientos diagnósticos

El diagnóstico de un hipotiroidismo requiere procedimientos precisos para evitar diagnósticos erróneos y tratamientos innecesarios. Los análisis de laboratorio proporcionan datos objetivos sobre los niveles de hormonas y anticuerpos, mientras que las técnicas de imagen como el ultrasonido, la tomografía computarizada y la resonancia magnética visualizan la estructura de la tiroides. Además, la evaluación funcional ofrece una visión detallada de la actividad hormonal y ayuda a determinar la gravedad de la enfermedad. Descubra en este capítulo cómo estos procedimientos pueden ayudarle a encontrar el camino hacia una tiroides saludable.

La interpretación de pruebas diagnósticas, incluidos los valores de laboratorio y los procedimientos de imagen, requiere considerar factores individuales como la edad, el sexo, la etnia, la alimentación, los medicamentos y la historia clínica para un diagnóstico completo y preciso.

Exámenes de laboratorio

Los exámenes de laboratorio son una base importante para el diagnóstico y la planificación del tratamiento, ya que proporcionan datos objetivos sobre el estado de salud. Se analizan fluidos corporales o tejidos como sangre, orina o líquido cefalorraquídeo. [s8] [s9] Un técnico de laboratorio o médico evalúa las muestras y compara los resultados con valores de referencia. [s8] Estos rangos de referencia consideran factores como la edad, el sexo y la etnia. [s8] Así, los valores de laboratorio pueden interpretarse de manera diferente en un hombre joven que en una mujer mayor. Además, la alimentación, los medicamentos y la correcta realización de los pasos de preparación, como el ayuno antes de la extracción de sangre, influyen en los resultados de las pruebas. [s8] Un ejemplo de esto es la determinación del nivel de glucosa en sangre, que se espera que sea más alto después de la ingesta de alimentos que en estado de ayuno. Los exámenes de laboratorio no solo sirven para el diagnóstico, sino también para el control del curso de las enfermedades y la evaluación del éxito del tratamiento. [s8] Proporcionan información sobre diversas áreas, incluidas las funciones orgánicas, los procesos metabólicos, el balance de líquidos y electrolitos, así como los niveles de hormonas y proteínas. [s10] [s11] Por ejemplo, además de la función tiroidea, también se pueden examinar los valores renales y hepáticos, los electrolitos y los

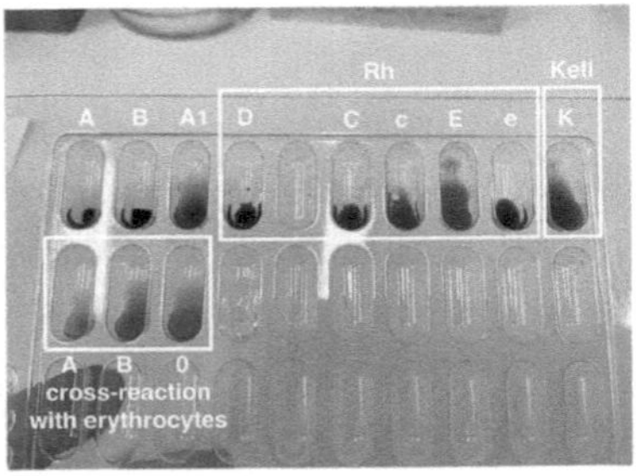

Sangre [i7]

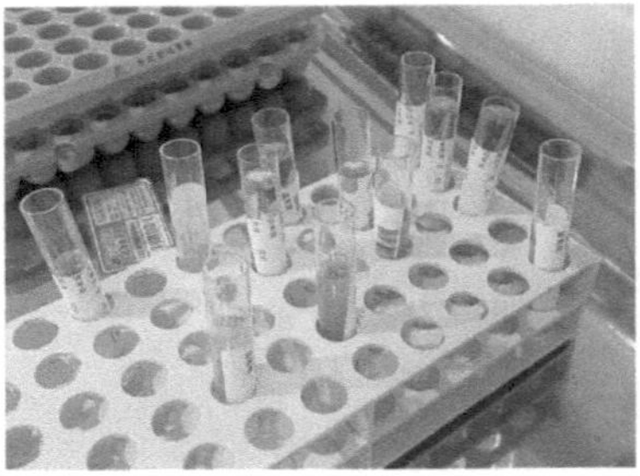

Orina [i8]

marcadores autoinmunes. [s11] Los resultados se interpretan en el contexto de la historia clínica individual para obtener una imagen completa. [s10] Un estudio mostró que una proporción significativa de los exámenes de laboratorio condujo a nuevos diagnósticos y tratamientos, lo que subraya su valor diagnóstico y terapéutico. [s12] Para pruebas genéticas que pueden identificar enfermedades hereditarias, se debe elegir un laboratorio certificado para pruebas clínicas. [s9]

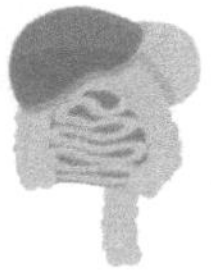

Bueno saber

Balance de líquidos y electrolitos

Una disfunción tiroidea puede afectar el balance de líquidos y electrolitos. Por lo tanto, es importante verificar estos parámetros en el contexto del diagnóstico para identificar y corregir posibles desequilibrios.

Líquido cefalorraquídeo

El examen del líquido cefalorraquídeo puede ser relevante en caso de sospecha de afectación neurológica relacionada con una disfunción tiroidea, pero generalmente no es necesario de forma rutinaria.

Marcadores autoinmunes

En caso de sospecha de tiroiditis de Hashimoto, una causa común de disfunción tiroidea, se determinan marcadores autoinmunes en sangre para confirmar el diagnóstico.

Valores de la tiroides en comparación

Comparación de importantes parámetros tiroideos.

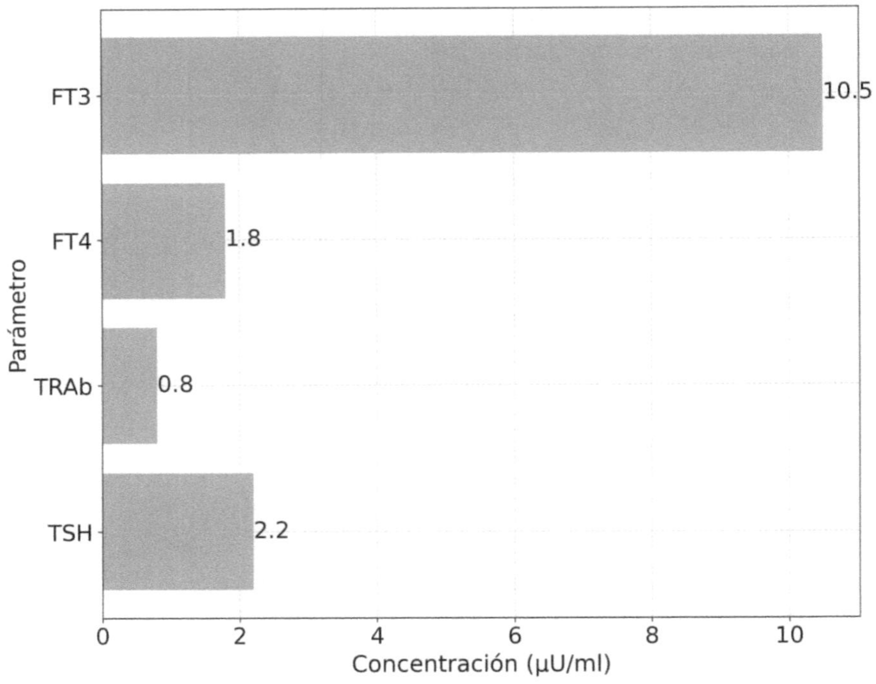

FT3: fT3

FT4: fT4

TRAb: TRAb

TSH: TSH

La TSH está significativamente elevada, mientras que la fT3 y la fT4 están en el rango normal bajo. Esto indica una función tiroidea baja. El valor elevado de TRAb apunta a una causa autoinmune, por ejemplo, tiroiditis de Hashimoto.

Procedimientos de imagen

Los procedimientos de imagen visualizan las estructuras y funciones del cuerpo, proporcionando información importante para el diagnóstico de enfermedades de la tiroides. Se utilizan diversas técnicas como ultrasonido, tomografía computarizada (TC) y resonancia magnética (RM). [s13] El ultrasonido utiliza ondas sonoras inofensivas para generar imágenes de los órganos. Este procedimiento es indoloro y no implica exposición a radiación. [s14] Las imágenes de TC, en cambio, combinan rayos X con tecnología informática para crear imágenes tridimensionales que pueden mostrar, por ejemplo, piedras, estrechamientos o tumores. [s14] La RM utiliza campos magnéticos y ondas de radio para generar imágenes detalladas de órganos y tejidos. La elección del procedimiento adecuado depende de la situación individual y de la pregunta clínica. Así, un ultrasonido de la tiroides puede proporcionar las primeras pistas sobre cambios, mientras que una TC o RM se pueden utilizar para una evaluación más detallada. La combinación de diferentes procedimientos de imagen puede aumentar la precisión diagnóstica. [s15] Un paciente con nódulos en la tiroides podría ser examinado inicialmente mediante ultrasonido. Si se sospecha un hallazgo maligno, una TC o RM puede proporcionar información adicional y así apoyar la decisión sobre una biopsia. [s15] Mientras que el ultrasonido generalmente se considera de bajo riesgo, se deben tomar ciertas precauciones con la TC y la RM. Por ejemplo, los pacientes con piezas metálicas en el cuerpo (por ejemplo, marcapasos) deben discutir esto con el médico antes de una exploración por RM. [s13] También se debe considerar la exposición a la radiación en los exámenes de TC. [s16] El médico selecciona el procedimiento más adecuado para el paciente, teniendo en cuenta el beneficio individual y los riesgos potenciales. [s16]

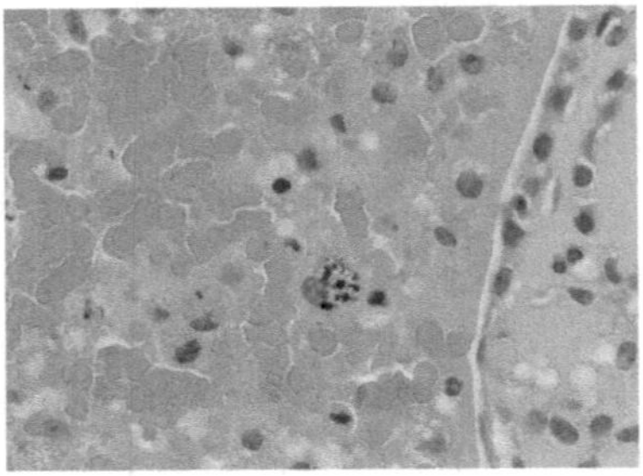

Biopsia [i9]

Bueno saber

Biopsia

Extracción de una pequeña muestra de tejido de la tiroides para su examen microscópico. Se realiza para determinar si un nódulo es benigno o maligno.

Ultrasonido

Un procedimiento de imagen que utiliza ondas sonoras para examinar la tiroides y detectar cambios en su tamaño, forma y estructura. Es especialmente útil para identificar nódulos y evaluar sus características.

Frecuencia de Pruebas de Función Tiroidea

Distribución de imágenes diagnósticas y análisis de sangre para el hipotiroidismo.

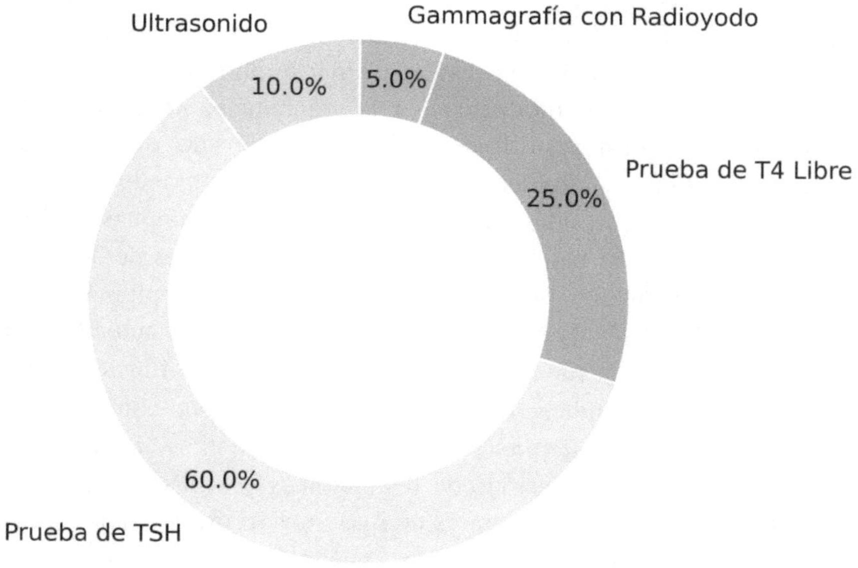

FT4: Prueba de T4 Libre

TSH: Prueba de TSH

RAI: Gammagrafía con Radioyodo

US: Ultrasonido

Los análisis de sangre, en particular la TSH y la T4 libre, son los métodos más utilizados para diagnosticar y controlar el hipotiroidismo, lo que refleja su papel crucial en la evaluación de los niveles de hormona tiroidea. Si bien las técnicas de imagen como el ultrasonido y las gammagrafías tiroideas proporcionan información estructural, se emplean con menos frecuencia, lo que indica su función complementaria en la evaluación de casos o complicaciones específicos.

Diagnóstico funcional

El diagnóstico funcional en el hipotiroidismo se centra en la evaluación de la actividad hormonal para determinar la causa y la gravedad de la enfermedad. Las hormonas tiroideas, thyroxin_t y Triiodotironina (T3), juegan un papel crucial en el metabolismo, el crecimiento y el desarrollo. [s17] Por lo tanto, el diagnóstico funcional incluye la medición de estas hormonas en la sangre. Además, se analiza el nivel de TSH, la hormona estimulante de la tiroides. La TSH es producida por la glándula pituitaria y regula la producción de hormonas tiroideas. Un nivel elevado de TSH puede indicar una función tiroidea reducida, ya que la glándula pituitaria intenta estimular la tiroides para que produzca más hormonas. [s17] Por el contrario, un nivel bajo de TSH, con niveles normales de T3 y T4, a menudo indica un mal funcionamiento de la glándula pituitaria. [s18] Además de T3, T4 y TSH, otros parámetros, como los autoanticuerpos contra la tiroides, pueden incluirse en el diagnóstico funcional. Estos anticuerpos pueden indicar una enfermedad autoinmune como causa del hipotiroidismo. La interpretación de los resultados de laboratorio siempre se realiza en relación con los síntomas y la historia clínica del paciente. Así, un paciente con síntomas inespecíficos como fatiga y aumento de peso puede ser diagnosticado con hipotiroidismo a través del diagnóstico funcional, incluso si los niveles hormonales solo se desvían ligeramente de la norma. La medición precisa e interpretación de los niveles de hormonas tiroideas es crucial para un diagnóstico y planificación terapéutica correctos. [s17] Por ejemplo, si el nivel de TSH en un paciente es claramente elevado, mientras que T3 y T4 son bajos, esto confirma el diagnóstico de hipotiroidismo y permite iniciar una terapia hormonal adecuada. Las pruebas moleculares modernas pueden ayudar además a determinar el riesgo individual de ciertas enfermedades tiroideas y así desarrollar una estrategia de tratamiento personalizada. [s17] La correcta realización e interpretación de las pruebas es fundamental para

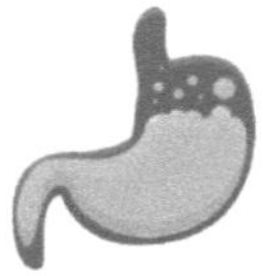

evitar diagnósticos erróneos y los errores terapéuticos resultantes. [s17] Por lo tanto, la correcta determinación de la función tiroidea es un proceso complejo que requiere una evaluación cuidadosa de todos los factores relevantes.

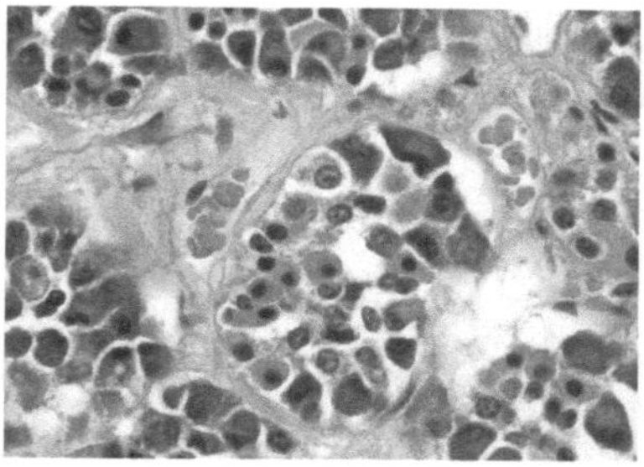

glándula pituitaria [i10]

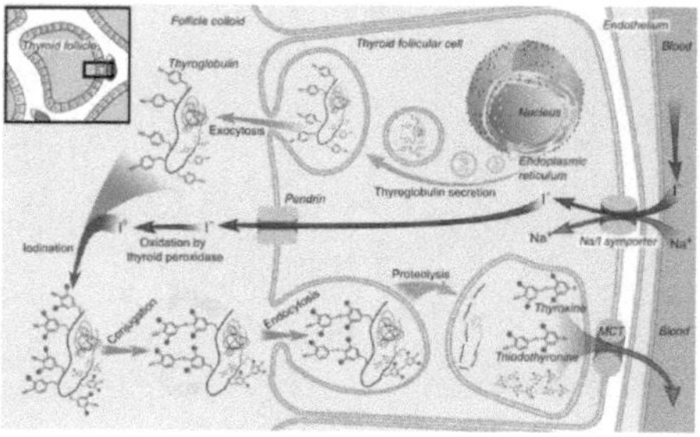

Tiroxina [i11]

Pruebas moleculares

Las pruebas moleculares examinan cambios genéticos que pueden estar asociados con un mayor riesgo de enfermedades tiroideas. Estas pruebas pueden ayudar a evaluar la probabilidad de hipotiroidismo de manera temprana y a tomar medidas preventivas.

Parámetros de diagnóstico en hipotiroidismo

Comparación de valores diagnósticos para diferenciar subtipos de hipotiroidismo

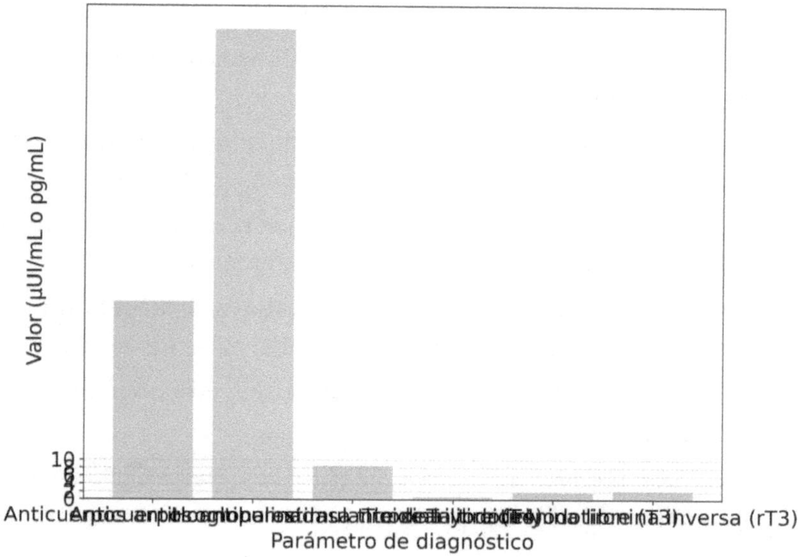

fT3: Triyodotironina libre (T3)

fT4: Tiroxina libre (T4)

rT3: Triyodotironina inversa (rT3)

TgAb: Anticuerpos antitiroglobulina

TPOAb: Anticuerpos antiperoxidasa tiroidea

TSH: Hormona estimulante de la tiroides

Los niveles elevados de TSH son un sello distintivo del hipotiroidismo primario, a menudo acompañado de niveles bajos de fT4 y fT3. El hipotiroidismo secundario, que se origina en la hipófisis, muestra niveles bajos de TSH junto con niveles reducidos de fT4 y fT3. El hipotiroidismo subclínico se presenta con TSH elevada pero fT4 y fT3 normales, lo que indica una enfermedad en etapa temprana. Analizar estos parámetros colectivamente ayuda a diferenciar las causas y la gravedad de las afecciones hipotiroideas, guiando las estrategias de tratamiento.

Consejos concretos

- Compare los valores de la tiroides de diferentes miembros de la familia para identificar posibles predisposiciones genéticas a enfermedades tiroideas.
- Cree una línea de tiempo de sus valores tiroideos hasta la fecha y marque eventos de vida para identificar posibles correlaciones.
- Lleve un registro de su dieta y anote los alimentos que podrían influir en su función tiroidea.
- Utilice bases de datos médicas para investigar estudios sobre nuevos procedimientos diagnósticos para enfermedades tiroideas.
- Discuta con su médico la posibilidad de una ecografía de la tiroides como parte de la prevención, incluso sin síntomas concretos.
- Cuestione críticamente la validez de los valores de laboratorio individuales y exija una interpretación holística de los resultados.
- Desarrolle junto con su médico un plan de diagnóstico individual basado en su evaluación de riesgos personal.
- Infórmese sobre procedimientos diagnósticos alternativos, como la termografía, y discuta sus posibles aplicaciones con su médico.
- Observe su temperatura corporal regularmente para detectar posibles fluctuaciones en relación con la función tiroidea de manera temprana.
- Investigue laboratorios especializados que ofrezcan diagnósticos tiroideos avanzados, como pruebas de autoanticuerpos.
- Compare la sensibilidad y especificidad de diferentes pruebas tiroideas para seleccionar el método de examen más adecuado.
- Documente la hora exacta de la toma de sus medicamentos para la tiroides y anote posibles efectos secundarios.

1. 3 Factores de riesgo y prevención

La predisposición genética y los factores ambientales influyen de manera significativa en el riesgo de hipotiroidismo. Comprender estos factores permite tomar medidas preventivas y afectar positivamente la salud de la tiroides. El yodo, la vitamina D, el selenio y el estrés juegan un papel importante. Descubra en este capítulo cómo reconocer sus factores de riesgo individuales y proteger su tiroides mediante medidas específicas.

Aunque una predisposición genética influye significativamente en el riesgo de enfermedades de la tiroides, los factores ambientales y el estilo de vida juegan un papel importante en la manifestación de la enfermedad y pueden ser influenciados positivamente mediante medidas específicas.

Predisposición genética

Sus genes influyen significativamente en su riesgo de desarrollar hipotiroidismo, especialmente la forma autoinmune. Los estudios muestran que los factores genéticos son responsables del 70 al 80 % de la susceptibilidad a enfermedades autoinmunes de la tiroides [s19]. Esto significa que la predisposición a estas enfermedades puede heredarse. En concreto, ciertos genes involucrados en la regulación del sistema inmunológico y la función tiroidea están asociados con un mayor riesgo. Estos incluyen, entre otros, HLA-DR3, CTLA-4, CD40, PTPN22, así como genes que contienen el plano para tiroglobulina y el receptor de TSH [s19]. Una concentración familiar de enfermedades tiroideas, como cuando padres o hermanos están afectados, puede atribuirse a características genéticas comunes [s20]. Los estudios en gemelos también respaldan la fuerte influencia de los genes: los gemelos idénticos, que son genéticamente idénticos, enferman con mayor frecuencia ambos de una enfermedad autoinmune de la tiroides que los gemelos fraternos, que son genéticamente tan similares como otros hermanos [s20]. Si en su familia hay una alta incidencia de enfermedades tiroideas, debe mencionarlo a su médico para que se realicen exámenes de control a tiempo. Porque aunque la predisposición genética no puede cambiarse, un diagnóstico y tratamiento oportunos pueden prevenir o al menos mitigar posibles enfermedades secundarias. Factores ambientales como la dieta, la exposición a productos químicos o la deficiencia de yodo también pueden influir en el riesgo [s19] [s21], sin embargo, la parte genética es dominante en el desarrollo de enfermedades autoinmunes de la tiroides. Así, también pueden ocurrir cambios epigenéticos – es decir, cambios en la actividad genética que no se basan en mutaciones en la secuencia de ADN – que son influenciados por factores ambientales y la dieta y pueden afectar el desarrollo de

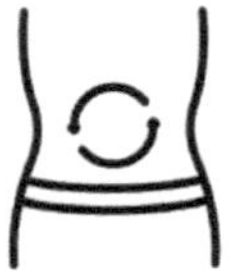

enfermedades [s21]. Un estilo de vida saludable con una dieta equilibrada puede contrarrestar esto.

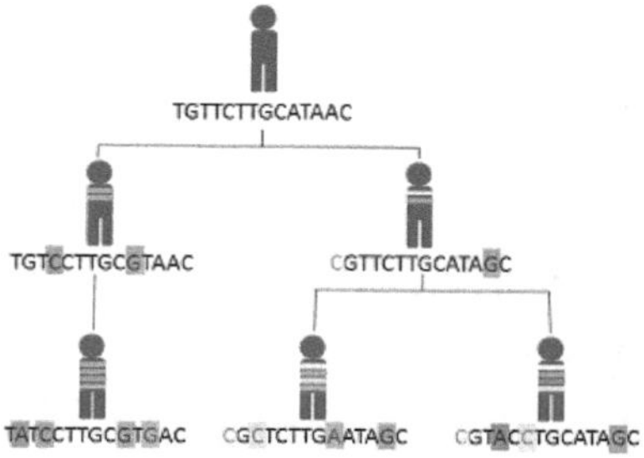

Mutaciones [i12]

Bueno saber

Cambios epigenéticos

Cambios en la actividad genética que no se basan en cambios en la secuencia de ADN en sí, sino en modificaciones químicas del ADN o de las histonas alrededor de las cuales está enrollado el ADN. Estas modificaciones pueden ser influenciadas por factores ambientales y el estilo de vida, y favorecer el desarrollo de enfermedades como el hipotiroidismo.

Genes

Secciones del ADN que contienen la información para la producción de proteínas y, por lo tanto, influyen en las características de un organismo. Las variaciones en estas secciones pueden aumentar el riesgo de hipotiroidismo.

Mutaciones

Cambios en la secuencia de ADN que pueden llevar a disfunciones de los genes. Las mutaciones pueden ser heredadas o adquiridas por influencias ambientales.

Tiroglobulina

Una proteína que se produce en la tiroides y es importante para la formación de las hormonas tiroideas T3 y T4. Los cambios genéticos que afectan la producción o estructura de la tiroglobulina pueden llevar a enfermedades tiroideas.

Predisposición genética al hipotiroidismo

Distribución de los factores de riesgo genéticos para el hipotiroidismo.

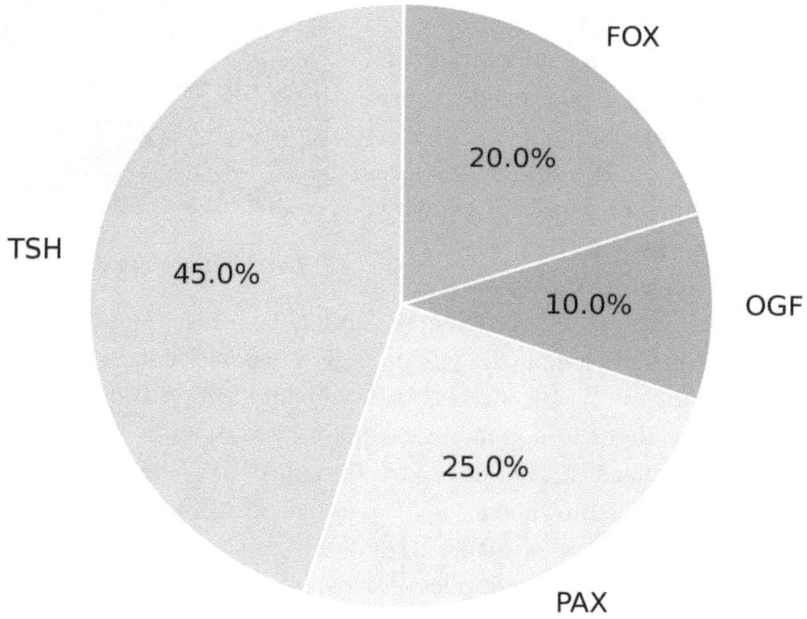

FOX: Variaciones del gen FOXE1
OGF: Otros factores genéticos
PAX: Variaciones del gen PAX8
TSH: Variaciones del gen TSHR

El gráfico circular ilustra la contribución relativa de las diferentes variaciones genéticas al riesgo general de desarrollar hipotiroidismo. Las variaciones en el gen TSHR representan una porción significativa, lo que destaca la importancia de este gen en la regulación de la hormona tiroidea. Si bien las variaciones de PAX8 y FOXE1 contribuyen menos individualmente, su influencia combinada subraya la compleja interacción de múltiples genes en el desarrollo de la enfermedad. Comprender estos factores de riesgo genéticos puede ayudar a personalizar las estrategias de tratamiento para el hipotiroidismo.

Influencia ambiental

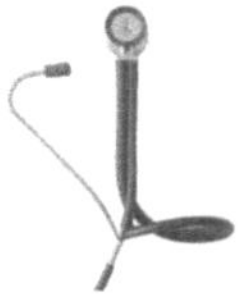

Los factores ambientales pueden influir en la función tiroidea y contribuir al desarrollo de una hipotiroidismo. Además del yodo, que puede causar problemas tanto por deficiencia como por exceso [s22], otros factores también juegan un papel. El estrés, el tabaquismo, las infecciones y el período posterior al embarazo pueden aumentar el riesgo de problemas tiroideos [s23]. También se ha relacionado la deficiencia de vitamina D y selenio con enfermedades autoinmunitarias de la tiroides [s24]. Un ejemplo de esto es la tiroiditis de Hashimoto, una causa común de hipotiroidismo, en la que el sistema inmunológico ataca la tiroides. Por lo tanto, un nivel adecuado de vitamina D y selenio puede apoyar la salud tiroidea. Además, las condiciones de vida de la madre durante el embarazo y la alimentación del niño después del nacimiento pueden influir en la función tiroidea del niño más adelante [s25]. Por lo tanto, las futuras madres deben prestar atención a un estilo de vida saludable. Estos hallazgos subrayan que, además de la predisposición genética, los factores ambientales también son relevantes para la salud tiroidea. Un estilo de vida saludable con una dieta equilibrada y manejo del estrés puede ayudar a minimizar el riesgo de hipotiroidismo.

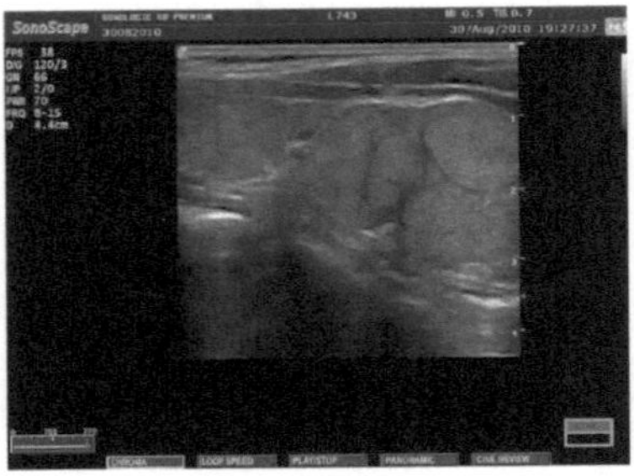

Tiroiditis de Hashimoto [i13]

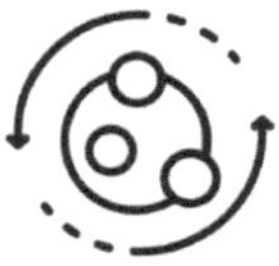

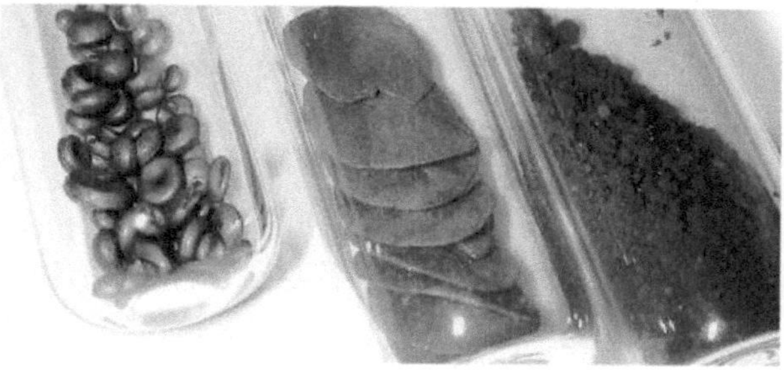

Selenio [i14]

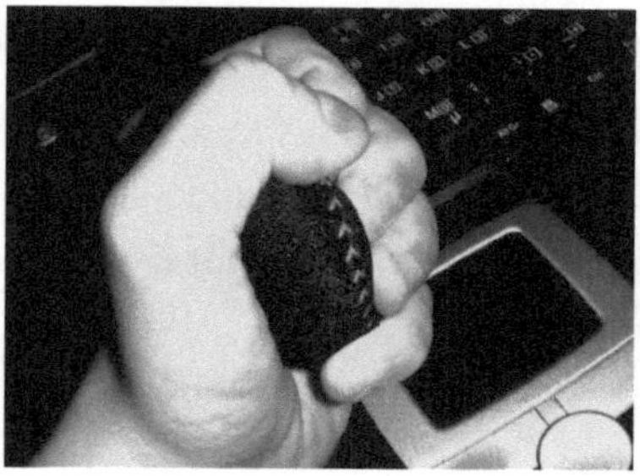

Estrés [i15]

Bueno saber

Tiroiditis de Hashimoto

Una enfermedad autoinmunitaria en la que el sistema inmunológico ataca la tiroides y la inflama crónicamente. Esto conduce a una destrucción progresiva del tejido tiroideo y, a menudo, a hipotiroidismo. Los factores genéticos, la deficiencia de yodo, el estrés y otros factores ambientales pueden favorecer el desarrollo de la tiroiditis de Hashimoto.

Vitamina D

La vitamina D juega un papel en el sistema inmunológico y puede influir en enfermedades autoinmunitarias como la tiroiditis de Hashimoto. Un nivel adecuado de vitamina D puede reducir el riesgo de desarrollar esta enfermedad y, por ende, de hipotiroidismo.

Yodo

Un oligoelemento esencial necesario para la producción de hormonas tiroideas. Tanto la deficiencia como el exceso de yodo pueden afectar la función tiroidea y aumentar el riesgo de hipotiroidismo. Por lo tanto, la ingesta de yodo debe estar dentro del rango óptimo.

Impacto Ambiental en la Función Tiroidea

Influencia relativa de los factores ambientales

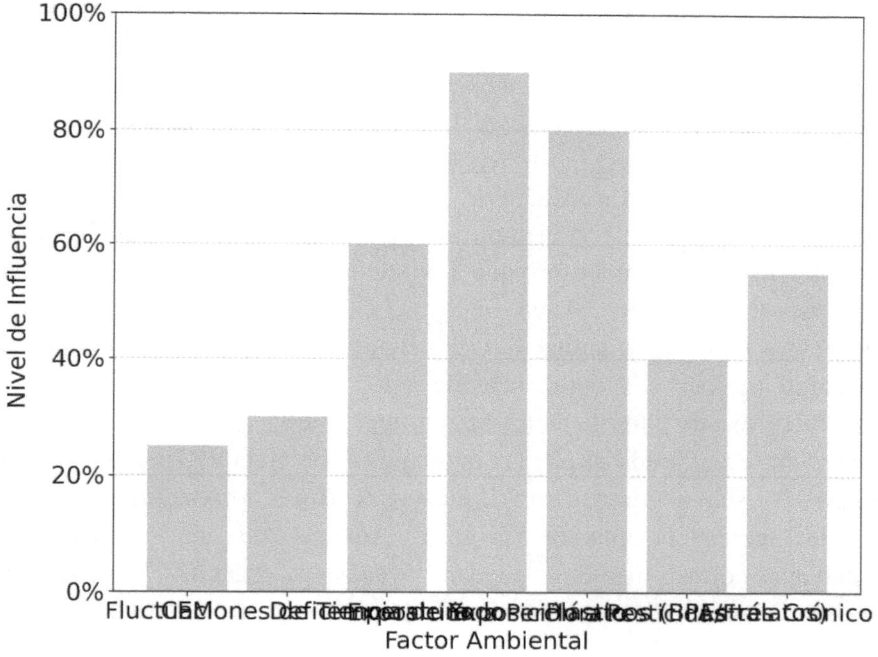

CEM: Exposición a CEM

DefYod: Deficiencia de Yodo

EstCró: Estrés Crónico

ExpPer: Exposición a Perclorato

ExpPes: Exposición a Pesticidas

FlucTem: Fluctuaciones de Temperatura

Plás: Plásticos (BPA/Ftalatos)

La exposición a ciertas toxinas ambientales como el perclorato y los pesticidas puede dificultar significativamente la producción de hormonas tiroideas. Si bien el estrés y la deficiencia de yodo juegan un papel moderado, factores como las fluctuaciones de temperatura y la exposición a CEM muestran un impacto menor, aunque aún notable. Esto destaca la importancia de minimizar la exposición a toxinas clave para apoyar la función tiroidea óptima.

Medidas preventivas

Las medidas preventivas contra el hipotiroidismo se centran principalmente en la minimización de factores de riesgo modificables y la detección temprana de cambios. Dado que la predisposición genética no es modificable, los factores ambientales y la forma de manejarlos adquieren importancia. Una dieta rica en yodo es importante para la producción de hormonas tiroideas, pero tanto la deficiencia de yodo como el exceso de yodo pueden afectar la función tiroidea. Por lo tanto, se recomienda un aporte equilibrado de yodo, por ejemplo, a través del consumo de sal yodada y pescado de mar, mientras que los suplementos de yodo solo deben tomarse tras consultar a un médico [s26]. Además del yodo, otros nutrientes como la vitamina D y el selenio también juegan un papel en la salud tiroidea. La deficiencia de estos nutrientes se asocia con un mayor riesgo de enfermedades autoinmunes de la tiroides. Por lo tanto, una dieta equilibrada rica en vitamina D (por ejemplo, pescado graso, huevos) y selenio (por ejemplo, nueces de Brasil, productos integrales) puede apoyar la función tiroidea. Además de una alimentación saludable, otras medidas pueden ayudar a reducir el riesgo de hipotiroidismo. El estrés crónico puede afectar negativamente la función tiroidea. Técnicas de relajación como el yoga, la meditación o el entrenamiento autógeno pueden ayudar a reducir el estrés y, por ende, promover la salud tiroidea. Fumar aumenta el riesgo de diversas enfermedades tiroideas, incluida la hashimotothyreoiditis. Por lo tanto, dejar de fumar es una medida preventiva importante. Dado que las infecciones también pueden afectar la tiroides, se recomiendan medidas generales de prevención de infecciones, como el lavado regular de manos [s26]. Las vacunas recomendadas por el médico también pueden ayudar a minimizar el riesgo de infecciones y sus efectos sobre la tiroides [s26]. La toma de medicamentos debe ser siempre consultada con el médico para evitar posibles interacciones con la función tiroidea [s26]. Para los pacientes con hipotiroidismo diagnosticado, el uso de una pulsera de información médica puede ser útil [s26]. Esta pulsera informa al personal médico sobre la enfermedad en caso de emergencia y puede garantizar un tratamiento rápido y adecuado.

Bueno saber

Deficiencia de yodo

Una deficiencia de yodo puede afectar la producción de hormonas tiroideas y aumentar el riesgo de hipotiroidismo. Un suministro adecuado de yodo es importante para la salud tiroidea.

Enfermedades autoinmunes de la tiroides

En las enfermedades autoinmunes de la tiroides, el sistema inmunológico ataca la tiroides y causa inflamaciones que pueden llevar a un hipotiroidismo. Ejemplos de esto son la tiroiditis de Hashimoto y la enfermedad de Graves.

Exceso de yodo

Un exceso de yodo puede alterar la función tiroidea y también causar problemas. Por lo tanto, es importante un aporte equilibrado de yodo para no sobrecargar la tiroides.

Prevención de infecciones

Las infecciones pueden afectar la tiroides y desencadenar inflamaciones. Las medidas de prevención de infecciones, como el lavado regular de manos y las vacunas, pueden reducir el riesgo de problemas tiroideos.

Eficacia de las medidas preventivas

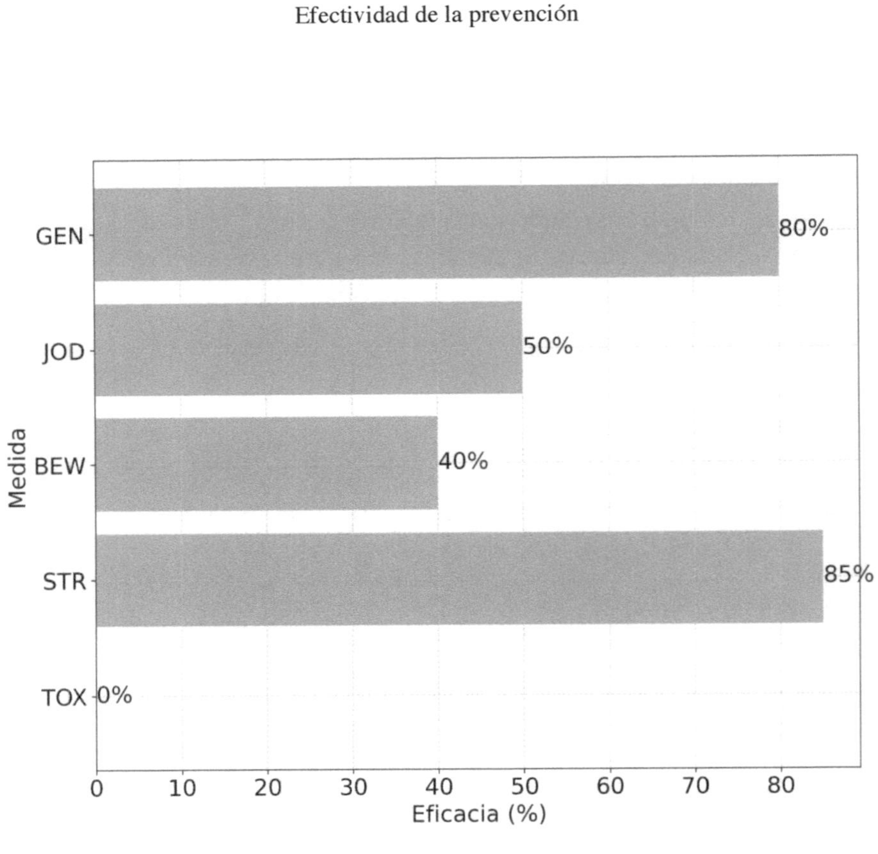

BEW: Ejercicio regular

JOD: Dieta rica en yodo

TOX: Evitar toxinas

GEN: Genética

STR: Manejo del estrés

El diagrama de barras horizontal muestra la eficacia de diversas medidas preventivas contra el hipotiroidismo. Una dieta rica en yodo y evitar las toxinas de la tiroides muestran la mayor eficacia, mientras que el manejo del estrés y el ejercicio regular tienen un impacto moderado. La predisposición genética no se puede influenciar.

Consejos concretos

- Intercambie información con familiares sobre su salud tiroidea y posibles agrupaciones familiares de problemas tiroideos.
- Reflexione sobre su manejo del estrés y desarrolle estrategias individuales para la reducción del estrés, por ejemplo, mediante caminatas regulares en la naturaleza.
- Preste atención a una alimentación consciente con abundante fruta y verdura fresca para asegurar el suministro de micronutrientes importantes para la tiroides.
- Incorpore ejercicio regular en su vida diaria para estimular el metabolismo y afectar positivamente la función tiroidea.
- Evalúe críticamente su consumo de yodo y discuta con su médico si la suplementación de yodo es adecuada en su caso particular.
- Infórmese sobre la influencia de contaminantes como pesticidas y metales pesados en la tiroides y minimice su exposición.
- Evite la exposición innecesaria a radiaciones en la zona de cabeza y cuello para proteger la tiroides.
- Comprométase conscientemente con el tema de la salud tiroidea y continúe formándose regularmente para ampliar su conocimiento.
- Fomente su salud intestinal a través de una dieta rica en fibra y alimentos probióticos, ya que un intestino sano apoya la absorción de nutrientes y, por ende, la función tiroidea.
- Asegúrese de dormir lo suficiente y mantener un ritmo de sueño regular para estabilizar la producción hormonal y la función tiroidea.

Revisión - 1. Fundamentos de la función tiroidea

La tiroides, un pequeño órgano en el cuello, desempeña un papel fundamental en su metabolismo e influye en numerosas funciones corporales, desde la producción de energía hasta la frecuencia cardíaca. Por lo tanto, comprender el funcionamiento básico de este órgano es esencial para su salud. La tiroides produce las hormonas T3 (triyodotironina) y T4 (tiroxina), que regulan el metabolismo de todas las células. Este complejo proceso es controlado por la glándula pituitaria y el hipotálamo, que a su vez responden a señales del cuerpo. Una alteración de este sistema finamente ajustado puede llevar a un hipotiroidismo, en el que la producción de hormonas está disminuida.

Para apoyar proactivamente la salud de su tiroides, puede tomar diversas medidas. Preste atención a una dieta equilibrada que contenga suficiente yodo, selenio y vitamina D. Integre el ejercicio regularmente en su vida diaria para estimular su metabolismo y mejorar la sensibilidad a la insulina. El entrenamiento de fuerza y el ejercicio aeróbico, como caminar a paso ligero, son especialmente recomendables. Especialmente en el caso de hipotiroidismo, el ejercicio regular puede ayudar a contrarrestar la debilidad muscular y otros síntomas. Sin embargo, tenga en cuenta que las dietas extremas o el ejercicio excesivo pueden ser contraproducentes. Encuentre un equilibrio saludable que se adapte a su estilo de vida y le beneficie.

Además de la alimentación y el ejercicio, la gestión del estrés juega un papel importante. El estrés crónico puede afectar negativamente la función tiroidea. Técnicas de relajación como el yoga, la meditación o el entrenamiento autógeno pueden ayudarle a reducir el estrés y restaurar su equilibrio interno. Además, asegúrese de tener una ingesta adecuada de yodo, idealmente a través de fuentes naturales como el pescado de mar y la sal yodada. Sin embargo, evite una ingesta excesiva de yodo a través de suplementos, a menos que su médico se lo haya recomendado expresamente. Hable con su médico sobre la toma de cualquier medicamento o suplemento para excluir posibles interacciones con su función tiroidea.

La implementación de estas recomendaciones puede ser a veces un desafío en la vida cotidiana. Por lo tanto, comience de manera gradual e integre las diferentes medidas poco a poco en su rutina diaria. Enfóquese primero en las áreas que le resulten más fáciles y aumente lentamente la intensidad y la frecuencia. Busque apoyo en amigos, familiares o grupos de autoayuda. El intercambio con otros afectados puede ayudarle a mantenerse motivado y a enfrentar los desafíos juntos. Una tiroides saludable es una parte importante de su bienestar. Invierta en su salud y asuma activamente la responsabilidad de su función tiroidea. Con las estrategias adecuadas y una actitud positiva, puede fortalecer de manera sostenible la salud de su tiroides y mejorar su calidad de vida.

2. Hipotiroidismo

¿Se siente constantemente exhausto, gana peso a pesar de una alimentación saludable y tiene frío incluso a temperaturas agradables? Estas molestias podrían indicar un hipotiroidismo, un trastorno metabólico que a menudo se pasa por alto o se interpreta erróneamente. El camino hacia el diagnóstico a menudo se asemeja a una odisea a través de diversas consultas médicas, mientras el cuerpo sigue desequilibrándose. Además de la terapia hormonal clásica, existen numerosos enfoques naturales que pueden ayudar a restablecer el equilibrio metabólico. En este capítulo, descubrirá cómo apoyar la función de su tiroides con métodos holísticos y mejorar significativamente su calidad de vida.

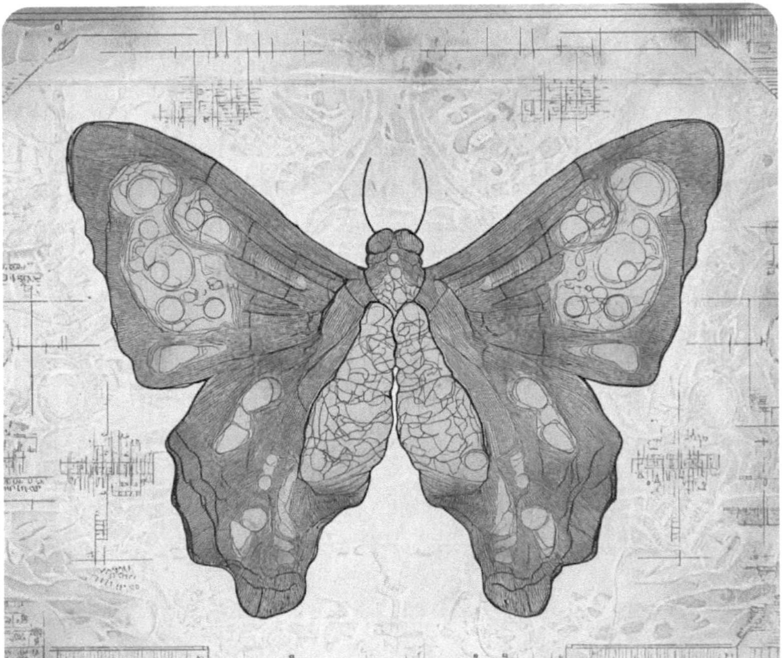

2. 1 Causas y síntomas

La hipotiroidismo se manifiesta a través de diversos síntomas físicos y psicológicos. Desde piel seca y caída del cabello hasta falta de energía y problemas de memoria, pasando por trastornos metabólicos y aumento de peso, los efectos afectan casi todos los sistemas orgánicos y pueden perjudicar significativamente la calidad de vida. Conocer a fondo las causas y síntomas es crucial para detectar el hipotiroidismo a tiempo y establecer las bases para un tratamiento exitoso. Siga leyendo para comprender las diversas señales de un hipotiroidismo y para influir activamente en su salud.

> *Tanto los síntomas físicos como los psicológicos pueden presentarse en un hipotiroidismo y se pueden influir mutuamente. Por lo tanto, un enfoque holístico que considere tanto el cuerpo como la psique es importante para el diagnóstico y la terapia.*

Signos físicos

Los signos físicos de un hipotiroidismo son diversos y afectan casi todos los sistemas orgánicos. Los cambios en la piel son comunes y varían desde piel seca y escamosa, especialmente en las superficies extensores de los brazos y las piernas, hasta piel hinchada y blanda que recuerda a la cera [s27]. También puede presentarse una coloración pálida o amarillenta de la piel [s27]. El cabello a menudo se vuelve seco y quebradizo, y la pérdida de cabello (Alopecia) – difusa o localizada – también es posible y es causada por un aumento en la cantidad de cabellos en la fase de reposo (Fase telógena) [s27]. Las uñas también cambian: se vuelven más quebradizas, crecen más lentamente y se separan de la cama ungueal [s27]. Así, las uñas quebradizas que se dividen fácilmente pueden ser un indicio de hipotiroidismo. Más allá de la piel, se presentan otros signos físicos. Pueden ocurrir reflejos retardados, ronquera e hinchazón en la cara [s28]. Además, se suman síntomas como sensibilidad al frío, estreñimiento y aumento de peso [s29] [s30]. Los pacientes mayores a menudo presentan síntomas inespecíficos, como fatiga y debilidad [s31]. En ellos, también pueden aparecer síntomas neurológicos como alteraciones del gusto, problemas de audición y trastornos de la coordinación (ataxia) [s31]. Adicionalmente, en tumores de otras glándulas endocrinas, pueden presentarse síntomas como úlceras

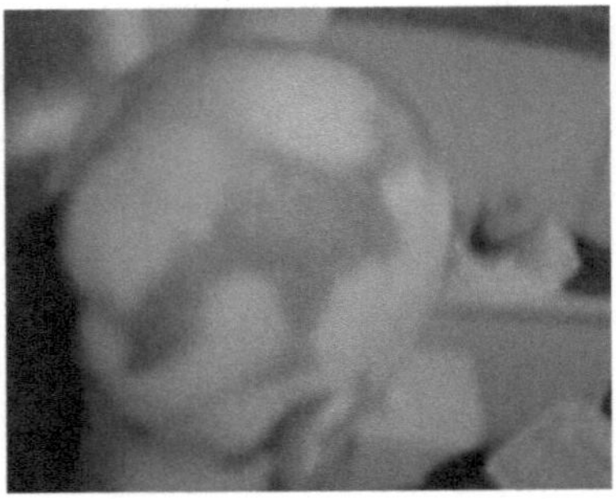

Alopecia [i16]

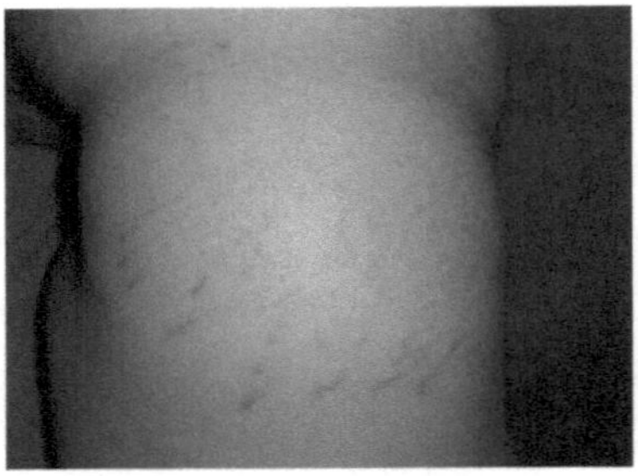

Estrías [i17]

gástricas, diarrea frecuente, hinchazón de manos y pies, así como dolor abdominal y bajo nivel de azúcar en sangre [s32]. El síndrome de Cushing, una enfermedad con producción elevada de cortisol, puede causar aumento de peso (especialmente en la cara y el tronco), brazos y piernas delgadas, acumulaciones de grasa en el cuello y entre los hombros, moretones leves y estrías anchas de color púrpura [s33]. En las mujeres, puede haber un aumento del vello facial, en el cuello, en el pecho, en el abdomen y en los muslos, así como períodos menstruales irregulares o ausentes [s33]. Los hombres pueden sufrir de fertilidad reducida, disminución del interés sexual y disfunción eréctil [s33].

Alopecia

La alopecia, en relación con un hipotiroidismo, puede ser desencadenada por el desequilibrio hormonal que interfiere con el ciclo de crecimiento del cabello y causa pérdida excesiva de cabello. El tratamiento del hipotiroidismo puede ayudar a restaurar el crecimiento normal del cabello.

Fase telógena

La fase telógena, la fase de reposo del ciclo de crecimiento del cabello, puede estar prolongada en un hipotiroidismo, lo que lleva a una mayor pérdida de cabello. Un tratamiento efectivo del hipotiroidismo puede normalizar el ciclo de crecimiento del cabello.

Síndrome de Cushing

El síndrome de Cushing, en relación con problemas tiroideos, puede surgir de las interacciones entre los sistemas hormonales y llevar a una serie de síntomas, incluyendo aumento de peso, extremidades delgadas y cambios en la piel. El tratamiento se centra en regular el equilibrio hormonal.

Síntomas comunes del hipotiroidismo

Frecuencia de síntomas en pacientes con hipotiroidismo no tratado

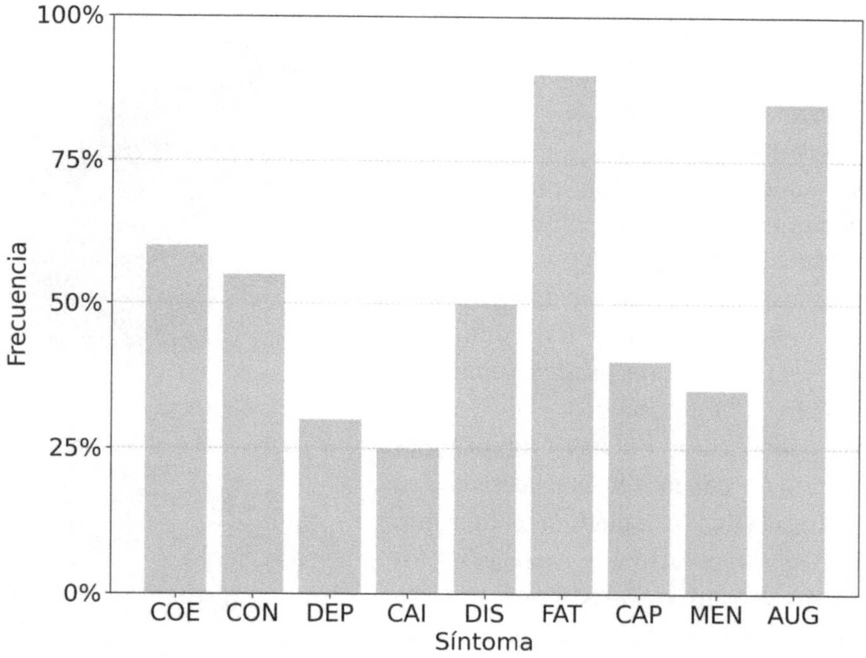

AUG: Aumento de peso

CAP: Caída del cabello

CON: Estreñimiento

DIS: Piel seca

MEN: Irregularidades menstruales

CAI: Intolerancia al frío

COE: Disfunción cognitiva

DEP: Depresión

FAT: Fatiga

La fatiga y el aumento de peso son los síntomas que se reportan con mayor frecuencia, afectando a una porción significativa de las personas con hipotiroidismo. La disfunción cognitiva, el estreñimiento y la piel seca también afectan a un número sustancial de pacientes, destacando la amplia gama de posibles impactos de esta condición. Menos comunes, pero aún notables, son síntomas como la caída del cabello y las irregularidades menstruales, que pueden tener un impacto significativo en la calidad de vida.

Cambios psicológicos

Los cambios psicológicos ocurren con frecuencia en el caso de hipotiroidismo y afectan el estado de ánimo, la concentración y la capacidad de pensamiento [s34]. Los problemas de memoria y un pensamiento ralentizado, comparables a una niebla difusa en la cabeza, pueden dificultar la vida cotidiana. La falta de motivación y apatía pueden sumarse y reducir significativamente la calidad de vida [s34]. Estas limitaciones cognitivas deben ser consideradas en el diagnóstico psiquiátrico para evitar un diagnóstico erróneo. Además de los déficits cognitivos, existe una estrecha relación entre el hipotiroidismo y la depresión [s35]. Los pacientes con hipotiroidismo no tratado o insuficientemente tratado tienen un mayor riesgo de desarrollar depresión [s35]. Los estudios muestran que hasta el 40% de los afectados presentan síntomas depresivos clínicamente relevantes [s35]. El tratamiento del hipotiroidismo con hormonas tiroideas puede, en muchos casos, mejorar el estado de ánimo y aliviar los síntomas depresivos [s35]. Las interacciones entre el eje hipotálamo-hipófisis-tiroides y los neurotransmisores en el cerebro que regulan el estado de ánimo juegan un papel crucial. Una depresión puede afectar la función de este eje y, por ende, la producción de hormonas tiroideas. Inversamente, los niveles alterados de hormonas

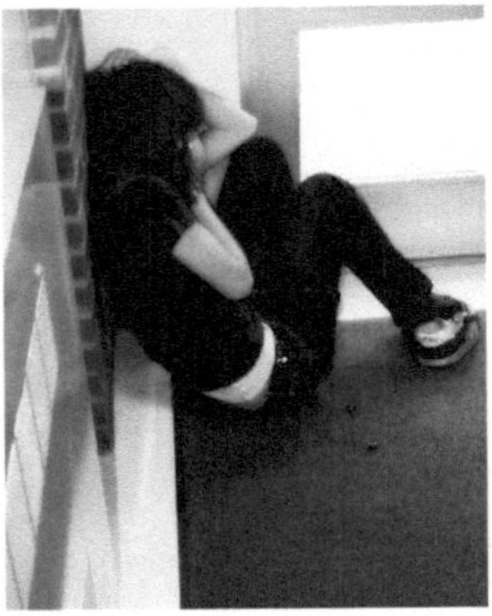

Depresión [i18]

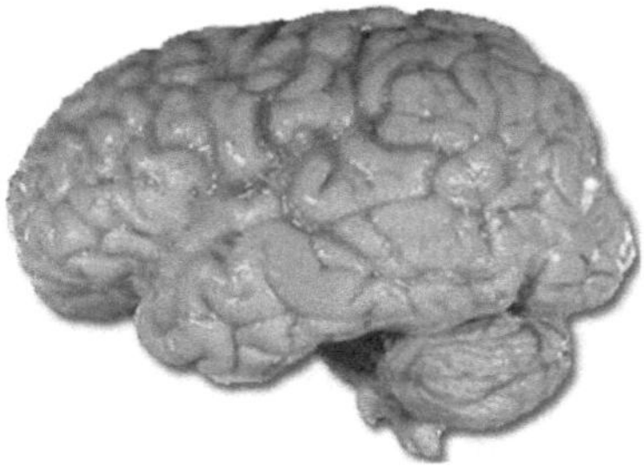

Memoria [i19]

tiroideas también pueden influir en el estado de ánimo [s35].

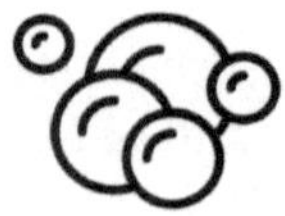

Curiosamente, entre el 10 y el 20% de los pacientes, a pesar de tener valores de TSH normales (hormona estimulante de la tiroides), reportan molestias persistentes, incluyendo problemas cognitivos y del estado de ánimo [s36] [s37]. Estos síntomas persistentes, también conocidos como "Brain Fog", incluyen, entre otros, dificultades de concentración, lagunas de memoria, trastornos del sueño, ansiedad y una capacidad de decisión reducida [s37]. Para los afectados, puede ser útil llevar un diario para documentar los síntomas que aparecen y su evolución temporal. Estas anotaciones pueden proporcionar al médico información valiosa para el diagnóstico y tratamiento.

Eje hipotálamo-hipófisis-tiroides

El eje hipotálamo-hipófisis-tiroides es un complejo sistema de regulación en el cuerpo que controla la producción y liberación de hormonas tiroideas. El hipotálamo y la hipófisis en el cerebro envían señales a la tiroides para ajustar la producción hormonal. Las alteraciones en este circuito regulador pueden llevar a un hipotiroidismo.

Limitaciones cognitivas

Las limitaciones cognitivas en el hipotiroidismo se manifiestan de diversas maneras. Además de problemas de memoria y pensamiento ralentizado, también pueden presentarse dificultades de concentración, problemas para encontrar palabras y una capacidad de decisión reducida. Las alteraciones en el ámbito cognitivo pueden dificultar significativamente la vida cotidiana y reducir la calidad de vida.

TSH

TSH significa hormona estimulante de la tiroides y es secretada por la glándula pituitaria (hipófisis). Regula la producción hormonal de la tiroides. Un nivel elevado de TSH puede indicar hipotiroidismo, ya que la hipófisis intenta estimular a la tiroides para que produzca más hormonas.

Distribución de los síntomas psicológicos en el hipotiroidismo

Síntomas psicológicos comunes relacionados con el hipotiroidismo.

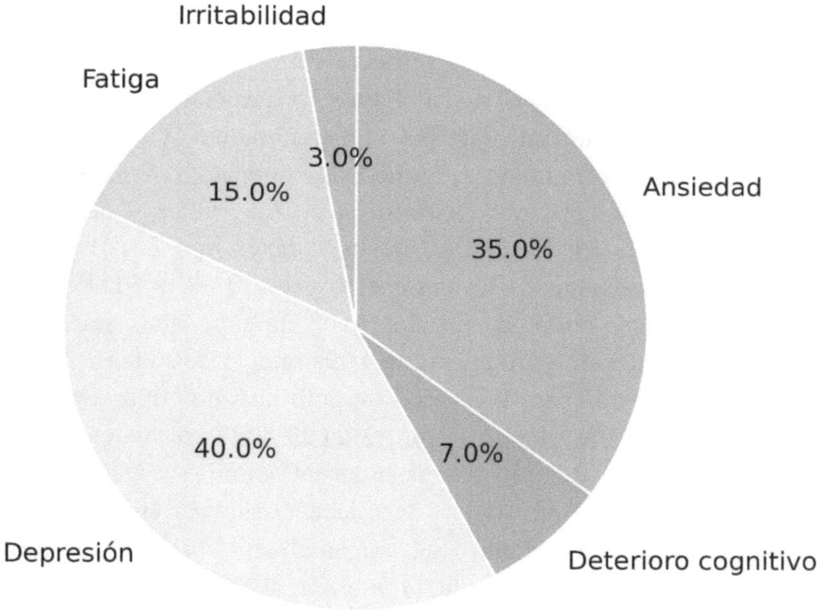

ANS: Ansiedad

DEP: Depresión

DET: Deterioro cognitivo

FAT: Fatiga

IRR: Irritabilidad

La depresión y la ansiedad son los síntomas psicológicos más prevalentes asociados con el hipotiroidismo, que impactan significativamente el bienestar general de los pacientes. La fatiga y el deterioro cognitivo, aunque menos frecuentes que los trastornos del estado de ánimo, aún representan una porción sustancial de los síntomas experimentados y pueden afectar significativamente el funcionamiento diario. La irritabilidad, aunque menos común, puede contribuir aún más a los desafíos que enfrentan las personas con hipotiroidismo. Estos hallazgos subrayan la importancia de considerar y abordar el impacto psicológico del hipotiroidismo en las estrategias de tratamiento.

Trastornos metabólicos

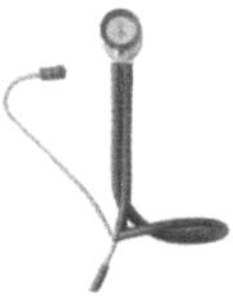

Los trastornos metabólicos representan un tema complejo en el caso de una hipotiroidismo, ya que pueden ser tanto una consecuencia de la enfermedad como un problema independiente que afecta la función tiroidea. Un hipotiroidismo ralentiza el metabolismo, lo que conduce a una serie de síntomas, como aumento de peso, estreñimiento y fatiga constante [s38]. Al mismo tiempo, enfermedades metabólicas como diabetes mellitus pueden afectar la función tiroidea y dificultar el diagnóstico de hipotiroidismo [s39]. En el caso de la diabetes tipo 2, por ejemplo, la tasa de hipotiroidismo oscila entre el 6 y el 20 % [s39]. Por lo tanto, las interacciones entre la tiroides y el metabolismo requieren una cuidadosa evaluación para encontrar la estrategia de tratamiento óptima. Especialmente en pacientes con hipotiroidismo que experimentan trastornos neuropsiquiátricos persistentes, como dificultades de concentración o estados de ánimo depresivos, se debe realizar un examen más detallado del metabolismo [s38]. Un protocolo detallado de la ingesta de alimentos y el nivel de actividad puede ayudar a identificar posibles desequilibrios y tomar medidas específicas. [s38]

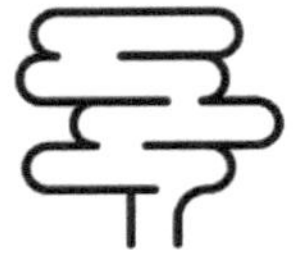

Bueno saber

Diabetes mellitus

La diabetes mellitus, especialmente tipo 2, puede afectar la función tiroidea y aumentar el riesgo de hipotiroidismo. Las interacciones entre la diabetes y el hipotiroidismo hacen necesaria una cuidadosa diagnóstico y tratamiento.

Trastornos metabólicos

Los trastornos metabólicos pueden ser la causa de un hipotiroidismo o surgir a partir de este. Pueden afectar la función tiroidea y agravar síntomas como aumento de peso o fatiga. Un examen detallado del metabolismo es importante para encontrar el tratamiento adecuado.

Trastornos neuropsiquiátricos

Los trastornos neuropsiquiátricos, como dificultades de concentración, estados de ánimo depresivos o ansiedad, pueden aparecer como consecuencia de un hipotiroidismo y deben ser considerados en el tratamiento.

Correlación de TSH y T4 Libre

Ilustra la relación inversa entre los niveles de TSH y T4 Libre.

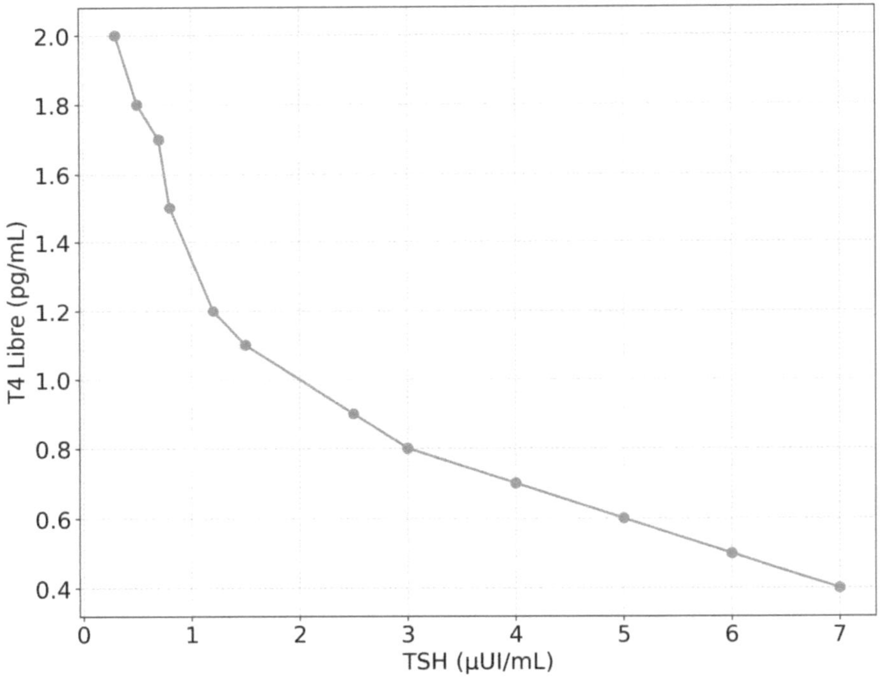

Los datos demuestran la correlación negativa esperada entre la TSH y la T4 Libre. A medida que aumentan los niveles de TSH, los niveles de T4 Libre generalmente disminuyen, lo que indica un posible hipotiroidismo. Por el contrario, niveles más bajos de TSH junto con niveles más altos de T4 Libre pueden sugerir hipertiroidismo. El diagrama de dispersión permite la visualización de esta relación y la identificación de posibles valores atípicos.

Consejos concretos

- Analiza tus fluctuaciones diarias de ánimo y anótalas junto a las comidas para identificar conexiones entre la alimentación y el estado emocional en el contexto de tu tiroides.
- Lleva un "diario del frío": anota cuándo y con qué intensidad sientes frío para identificar posibles relaciones con tu función tiroidea y mostrarlas a tu médico.
- Dedica cinco minutos al día a concentrarte en una sola impresión sensorial (por ejemplo, el sabor de una pasa) – así entrenarás tu percepción para notar cambios sutiles provocados por la tiroides de manera temprana.
- Cambia conscientemente tu posición al dormir y observa si esto afecta tu ronquera matutina – un posible indicador de retención de líquidos en la zona del cuello.
- Masajea suavemente tu área del cuello para estimular la circulación de la tiroides y fortalecer tu conciencia corporal en esta zona. Presta atención a cualquier sensibilidad al tacto.
- Experimenta con duchas alternando temperaturas en el área del cuello para estimular la circulación de la tiroides y observar posibles efectos positivos en tu bienestar.
- Pasa al menos 15 minutos al día a la luz del día para estimular la producción de vitamina D, que puede apoyar indirectamente la función tiroidea.
- Escucha atentamente tu intuición: anota conjeturas intuitivas sobre posibles causas de tus síntomas y discútelas con tu médico.

2. 2 Terapia nutricional

Una terapia nutricional adaptada juega un papel decisivo en su bienestar en caso de hipotiroidismo. La ingesta adecuada de nutrientes como yodo y selenio influye de manera significativa en la producción hormonal, mientras que una selección inadecuada de alimentos puede agravar los síntomas existentes. Además, la óptima planificación de las comidas, teniendo en cuenta las intolerancias individuales y el manejo adecuado de alimentos potencialmente problemáticos, contribuye de manera esencial al éxito del tratamiento. Descubra en este capítulo cómo puede utilizar su alimentación de manera específica para influir positivamente en la salud de su tiroides.

Una ingesta de nutrientes adecuada a las necesidades, que se ajuste individualmente a las intolerancias y se combine con una dieta equilibrada y antiinflamatoria, apoya la función tiroidea y puede influir de manera significativa en el éxito del tratamiento en el hipotiroidismo.

Necesidades nutricionales

En el caso del hipotiroidismo, la ingesta adecuada de ciertos nutrientes juega un papel importante en la producción de hormonas y el bienestar general. El yodo es esencial para la síntesis de las hormonas tiroideas T3 (triyodotironina) y T4 (tiroxina). La necesidad diaria varía según la edad y la fase de vida, siendo las mujeres embarazadas las que tienen una mayor necesidad [s40]. Los alimentos ricos en yodo incluyen mariscos, productos lácteos y huevos. El uso de sal yodada en la vida cotidiana también contribuye a satisfacer la necesidad de yodo [s40]. Los veganos y las mujeres embarazadas deben revisar regularmente su estado de yodo para prevenir una posible deficiencia [s40]. Sin embargo, un exceso de ingesta de yodo también puede provocar problemas tiroideos [s40]. Otro nutriente importante es el selenio. Contribuye a proteger la tiroides del estrés oxidativo y está involucrado en la conversión de T4 en el más activo T3 [s41]. El selenometionina se considera la forma preferida de suplemento debido a su buena biodisponibilidad [s41]. La dosis diaria recomendada oscila entre 40 y 85 microgramos para adultos [s41]. La ingesta real de selenio varía regionalmente, siendo aproximadamente 40 μg en Europa y hasta 134 μg para hombres en EE. UU. [s41]. Una deficiencia de selenio puede afectar la producción hormonal y provocar un aumento de TSH (tirotropina), lo que puede dañar la tiroides [s41]. Un exceso de ingesta de selenio (selenosis) puede provocar efectos tóxicos como náuseas, vómitos o pérdida de cabello [s41]. Por lo tanto, es importante una ingesta adecuada. Un ejemplo: alguien que consume poco pescado y mariscos podría revisar su nivel de selenio y, si es necesario, tomar un suplemento de selenometionina en la dosis recomendada.

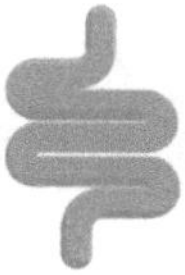

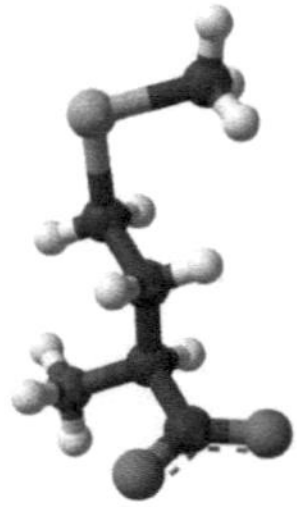

Selenometionina [i20]

Bueno saber

Microgramo

Un microgramo (μg) es una unidad de medida de masa que equivale a una millonésima parte de un gramo. Se utiliza comúnmente para indicar la dosificación de oligoelementos y vitaminas.

Selenometionina

La selenometionina es una forma orgánica de selenio que el cuerpo puede absorber y utilizar bien. Se utiliza comúnmente como suplemento para compensar una deficiencia de selenio y apoyar la función tiroidea.

Selenosis

La selenosis se refiere a una intoxicación por selenio que puede resultar de una ingesta excesiva de selenio. Los síntomas de la selenosis pueden incluir náuseas, vómitos, pérdida de cabello y trastornos neurológicos.

Veganos

Los veganos son personas que se alimentan exclusivamente de alimentos de origen vegetal y evitan todos los productos de origen animal, incluidos carne, pescado, productos lácteos, huevos y miel. Dado que algunos nutrientes, como el yodo y el selenio, se encuentran principalmente en alimentos de origen animal, es importante que los veganos se aseguren de obtener suficientes nutrientes a través de fuentes vegetales o suplementos.

Enfoque de nutrientes para el hipotiroidismo

Nutrientes clave que apoyan la función tiroidea.

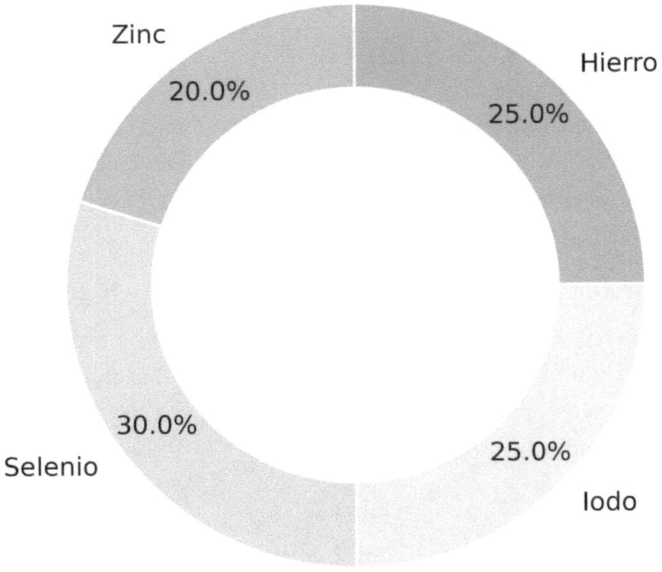

HIE: Hierro

SEL: Selenio

IOD: Yodo

ZIN: Zinc

Esta gráfica destaca la importancia de una ingesta equilibrada de nutrientes para una salud tiroidea óptima. El selenio es crucial para la conversión de la hormona tiroidea, mientras que el yodo es esencial para la producción de hormonas. El hierro juega un papel en el transporte de oxígeno a las células, lo que impacta los niveles generales de energía, y el zinc contribuye a la regulación hormonal y la función inmunológica. Apoyar estos nutrientes a través de la dieta o suplementos puede contribuir a un mejor manejo de la salud de la tiroides.

Selección de alimentos

La selección de alimentos influye significativamente en el curso de una hipotiroidismo. Además de la ingesta adecuada de yodo y selenio, es importante considerar otros aspectos. En enfermedades autoinmunitarias de la tiroides, los alimentos con alto contenido de yodo, como mariscos, productos lácteos o huevos, pueden agravar los síntomas [s42]. En tales casos, es recomendable consultar a un profesional médico sobre los suplementos de yodo, ya que pueden tener efectos negativos [s42]. Una dieta sin gluten y sin lactosa también puede tener efectos positivos en los valores bioquímicos de los pacientes con tiroides [s43]. Además, el consumo de ciertas semillas puede ser beneficioso, aunque los efectos pueden variar individualmente debido a la diversidad de enfermedades tiroideas y diferentes hábitos alimenticios [s43]. Las dietas antiinflamatorias con alimentos frescos y no procesados pueden influir positivamente en la salud y contribuir a la desintoxicación [s44]. Ácidos grasos omega-3, magnesio y fibra pueden modular la respuesta inmune y aliviar los síntomas [s44]. Por el contrario, los alimentos proinflamatorios fomentan los procesos inflamatorios en el cuerpo y deben ser reducidos [s44]. Bociógenos, presentes en alimentos como la soja y las crucíferas, pueden inhibir la absorción de yodo [s45]. Por lo tanto, una selección y combinación consciente de alimentos es central para el éxito del tratamiento. Por ejemplo, quienes padecen una enfermedad autoinmunitaria de la tiroides y desean satisfacer sus necesidades de yodo podrían diseñar su dieta con sal no yodada, frutas, verduras, legumbres, nueces y ciertos productos de cereales, mientras evitan la sal yodada, pescado, mariscos, productos lácteos y huevos [s46].

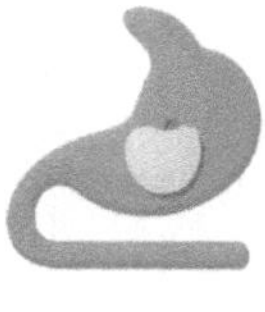

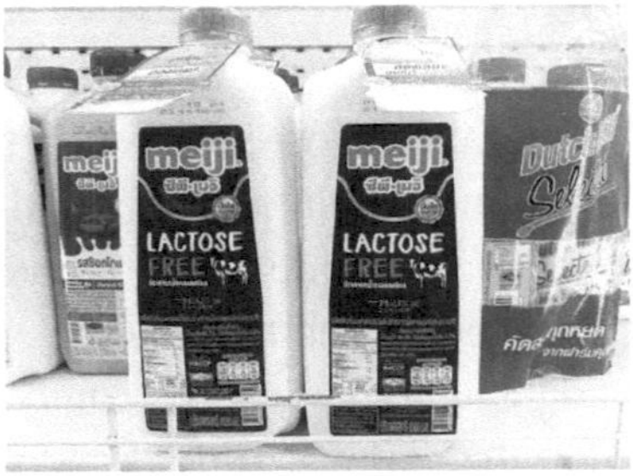

Lactosa [i21]

Bueno saber

Bociógenos

Sustancias que se encuentran en algunos alimentos como la soja y las crucíferas y que pueden inhibir la absorción de yodo. En caso de hipotiroidismo, el consumo de alimentos ricos en bociógenos debe hacerse con precaución y, idealmente, compensarse con una ingesta adecuada de yodo.

Fibra

Fibras vegetales no digeribles que regulan la digestión y pueden influir en la absorción de nutrientes. Pueden ayudar a mantener estables los niveles de azúcar en sangre, lo que puede tener un efecto positivo en la función tiroidea.

Gluten

Una proteína que se encuentra en muchos tipos de cereales. En algunas personas con hipotiroidismo, el gluten puede contribuir a la inflamación en el intestino, lo que puede afectar la absorción de nutrientes y la función tiroidea.

Lactosa

El azúcar en la leche y los productos lácteos. Al igual que el gluten, la lactosa puede causar problemas digestivos en algunas personas con hipotiroidismo y afectar la absorción de nutrientes.

Alimentos ricos en nutrientes

Ingesta recomendada de nutrientes

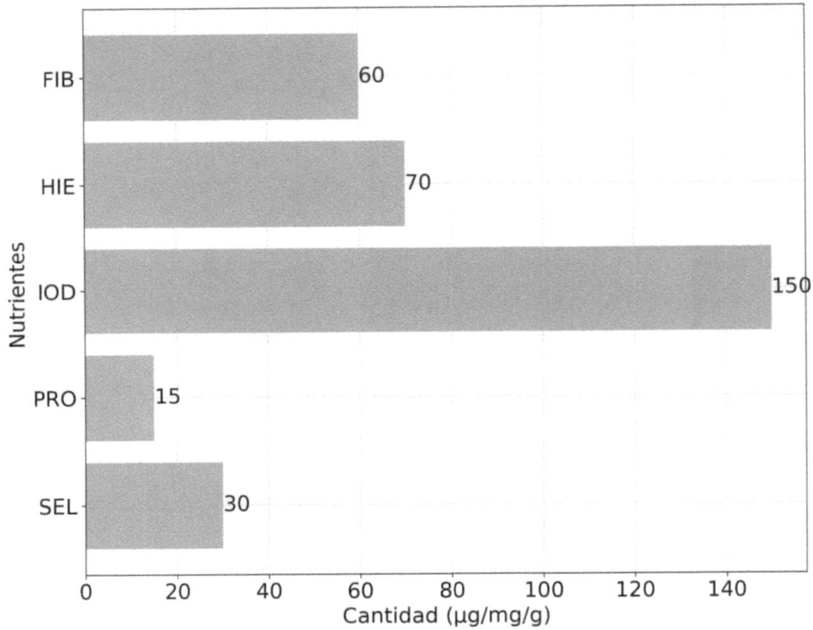

FIB: Fibra

HIE: Hierro

IOD: Yodo

PRO: Proteína

SEL: Selenio

Este diagrama visualiza la ingesta diaria recomendada de nutrientes importantes para el hipotiroidismo. El yodo es esencial para la producción de hormonas, el selenio apoya la función tiroidea y el hierro ayuda en la producción de energía. Un suministro adecuado de proteínas es importante para el metabolismo celular, mientras que la fibra regula la digestión. Los valores representan una recomendación general y pueden variar según las necesidades individuales.

Diseño de comidas

El diseño de las comidas en caso de hipotiroidismo va más allá de la simple provisión de nutrientes e incluye también el manejo adecuado de los alimentos en el contexto de las necesidades individuales y las particularidades de salud. Una dieta adaptada a la salud de la tiroides no solo puede optimizar la ingesta de nutrientes, sino también influir en los procesos inflamatorios y mejorar el bienestar general [s47]. Así, un cambio en la alimentación que reduzca el estrés oxidativo puede ofrecer beneficios medibles [s47]. Un ejemplo de esto es la integración de alimentos con propiedades antioxidantes, como bayas, verduras de hoja verde o nueces, en el plan de comidas diario. Estos no solo proporcionan micronutrientes importantes, sino que también pueden ayudar a minimizar el daño celular causado por los radicales libres y, de este modo, apoyar la función tiroidea. En enfermedades autoinmunes de la tiroides, como la tiroiditis de Hashimoto, la consideración de las intolerancias individuales es crucial. Mientras que una dieta libre de gluten y lactosa puede tener efectos positivos en los valores bioquímicos y el bienestar de algunos pacientes, la eliminación general de estos alimentos sin indicación médica no está justificada [s47]. Más bien, la dieta debe adaptarse al caso individual y, si es necesario, apoyarse mediante diagnósticos específicos y acompañamiento terapéutico. Un manejo consciente de los alimentos potencialmente problemáticos puede ayudar a aliviar los síntomas y optimizar la terapia. La frecuencia y distribución de las comidas a lo largo del día también pueden influir en el metabolismo y la producción hormonal. Comidas regulares en porciones moderadas pueden evitar fluctuaciones de azúcar en sangre y, de este modo, estabilizar la función tiroidea. Una forma de implementar esto en la vida diaria es dividir la ingesta diaria de alimentos en tres comidas principales y dos refrigerios. Los refrigerios pueden consistir, por ejemplo, en frutas, verduras con hummus o un puñado de nueces. A través de la combinación de estos aspectos: optimización de nutrientes, consideración de intolerancias individuales y frecuencia de comidas adaptada, el diseño de comidas se puede integrar de manera efectiva en la terapia del hipotiroidismo y, así, contribuir a una mejora de la calidad de vida.

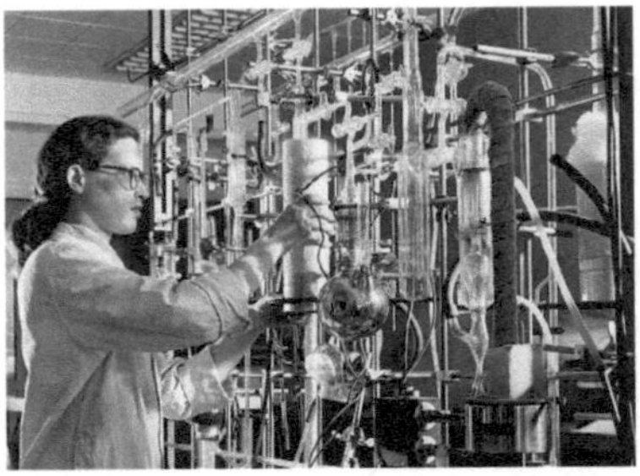

Estrés oxidativo [i22]

Bueno saber

Estrés oxidativo

Un desequilibrio entre la producción de radicales libres y la capacidad del cuerpo para neutralizarlos. En el caso de hipotiroidismo, el estrés oxidativo puede afectar aún más la función tiroidea y contribuir a la inflamación. Una dieta rica en antioxidantes puede ayudar a reducir el estrés oxidativo.

Fluctuaciones de azúcar en sangre

Fluctuaciones en los niveles de azúcar en sangre que son influenciadas por la ingesta de carbohidratos y la liberación de insulina. Fluctuaciones fuertes de azúcar en sangre pueden afectar la función tiroidea y deben evitarse mediante una dieta equilibrada con comidas regulares.

Tiroiditis de Hashimoto

Una enfermedad autoinmune en la que el sistema inmunológico ataca la tiroides y causa inflamación. Esto lleva a una destrucción progresiva del tejido tiroideo y a una disminución de la producción hormonal. Una dieta adaptada puede ayudar a reducir la inflamación y apoyar la función tiroidea.

Distribución de macronutrientes para el hipotiroidismo

Proporciones óptimas de macronutrientes para apoyar la función tiroidea.

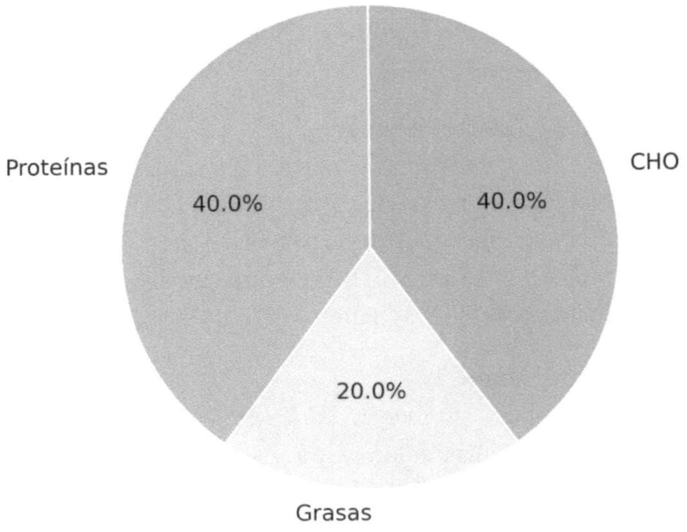

- CHO: Carbohidratos complejos (40%)
- Grasas: Grasas saludables (20%)
- Proteínas: Proteínas (40%)

Este gráfico enfatiza la importancia de una ingesta equilibrada de macronutrientes para el manejo del hipotiroidismo. La porción sustancial de proteínas apoya la reparación de tejidos y la producción de hormonas. Los carbohidratos complejos proporcionan energía sostenida sin picos de azúcar en la sangre, que pueden afectar negativamente la función tiroidea. Las grasas saludables son cruciales para la síntesis de hormonas y el bienestar general. Esta distribución tiene como objetivo estabilizar el azúcar en la sangre, reducir la inflamación y apoyar la conversión óptima de la hormona tiroidea.

Consejos concretos

- Integra regularmente alimentos ricos en hierro como legumbres y verduras de hoja oscura en tu dieta para promover la absorción de hormonas tiroideas en las células.
- Bebe té verde durante las comidas para reducir la absorción de yodo, en caso de que tengas una enfermedad autoinmune de la tiroides y debas evitar alimentos ricos en yodo.
- Prepara tus verduras crucíferas como brócoli y coliflor al vapor o cocidas para disminuir el contenido de goitrógenos que pueden inhibir la absorción de yodo.
- Combina alimentos ricos en selenio como nueces de Brasil con alimentos ricos en vitamina E como almendras, ya que la vitamina E mejora la absorción de selenio.
- Comienza tu día con un desayuno rico en zinc, por ejemplo, con avena y semillas de calabaza, ya que el zinc apoya la conversión de T4 en T3.
- Utiliza hierbas y especias frescas al cocinar, como cúrcuma y jengibre, que poseen propiedades antiinflamatorias y pueden apoyar la función tiroidea.
- Experimenta con recetas de alimentos fermentados como chucrut y kimchi para promover la salud intestinal y optimizar la absorción de nutrientes.
- Planifica tus comidas con antelación y prepara bocadillos saludables para evitar antojos y alimentos poco saludables que puedan afectar tu tiroides.
- Come de manera consciente y lenta para apoyar la digestión y mejorar la absorción de nutrientes.
- Bebe suficiente agua a lo largo del día para estimular el metabolismo y apoyar la función tiroidea.

2. 3 Métodos de tratamiento alternativos

Los métodos de tratamiento alternativos ofrecen opciones complementarias para aliviar los síntomas de una hipotiroidismo. Los remedios herbales, las técnicas de relajación y la terapia de movimiento pueden estimular el metabolismo, reducir el estrés y mejorar el bienestar general. Estos métodos no sustituyen a la terapia prescrita por un médico, pero ofrecen un valioso apoyo en el manejo de los diversos síntomas. Descubra a continuación cómo puede integrar estos enfoques en su vida diaria y mejorar su calidad de vida.

Los métodos de tratamiento alternativos para el hipotiroidismo pueden ser un valioso complemento al tratamiento médico convencional, pero nunca deben reemplazarlo. Es esencial consultar con un médico o un profesional de la salud para excluir riesgos e interacciones y adaptar el tratamiento de manera individual.

Remedios herbales

Los remedios herbales están ganando cada vez más atención en el tratamiento de la hipotiroidismo, también conocido como hipotiroidismo. Sin embargo, se debe tener precaución, ya que la eficacia de muchos preparados herbales no está científicamente comprobada. Existen numerosas plantas a las que se les atribuyen efectos positivos sobre la tiroides, incluyendo el alga marina (rica en yodo), Coleus forskohlii (que promueve la producción de hormonas tiroideas) y Ashwagandha (que puede reducir los niveles de TSH). [s48] El yodo es esencial para la formación de hormonas tiroideas. Una deficiencia de yodo puede llevar a un hipotiroidismo. Sin embargo, un exceso de yodo también puede alterar la función tiroidea. Por lo tanto, la ingesta de preparados que contengan yodo, como el alga marina, debe hacerse solo después de consultar a un médico o naturópata, y se debe considerar la ingesta de yodo a través de la dieta. La medicina tradicional china (MTC) también ofrece enfoques para el tratamiento del hipotiroidismo con remedios herbales. Aquí, a menudo se utilizan mezclas de hierbas, llamadas decoctos, que se adaptan individualmente al paciente. Estas mezclas tienen como objetivo restaurar el equilibrio energético en el cuerpo y activar las fuerzas de autocuración. En la MTC, el hipotiroidismo a menudo se asocia con un desequilibrio de

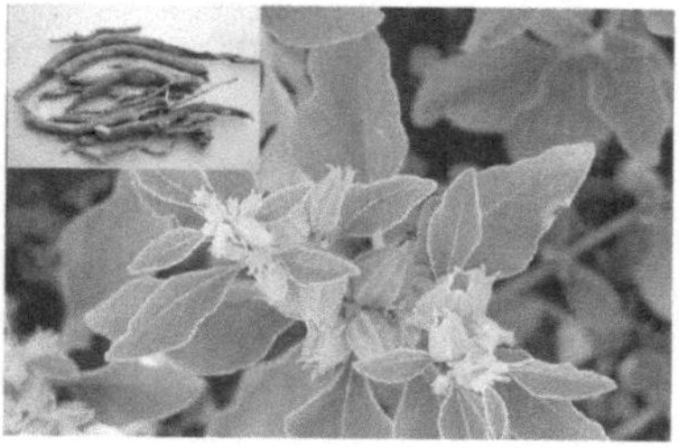

Ashwagandha [i23]

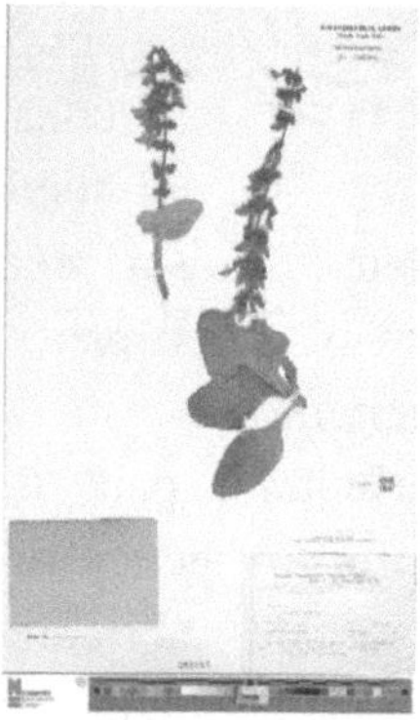

Coleus forskohlii [i24]

Yin y Yang, especialmente con una falta de energía Yang. [s48] Las hierbas utilizadas en la MTC para tratar el hipotiroidismo pueden, por ejemplo, promover la circulación en la tiroides, estimular la producción de hormonas tiroideas o aliviar los síntomas del hipotiroidismo. La combinación de remedios herbales con otras formas de terapia, como la acupuntura, puede aumentar aún más la eficacia del tratamiento. La acupuntura puede ayudar a liberar bloqueos en el flujo de energía y activar las fuerzas de autocuración del cuerpo. [s48] Por ejemplo, se pueden estimular ciertos puntos de acupuntura que tradicionalmente se asocian con la función tiroidea. A través de la combinación de medicina herbal y acupuntura, se puede lograr un efecto sinérgico que alivia eficazmente los síntomas del hipotiroidismo y regula la función tiroidea. Es importante que los remedios herbales no se consideren un sustituto de una terapia prescrita por un médico. Sin embargo, pueden ser un complemento útil. Antes de usar preparados herbales, siempre se debe consultar a un médico o naturópata para excluir posibles interacciones con otros medicamentos y establecer la dosis correcta. La automedicación puede ser perjudicial para la salud. Al seleccionar preparados herbales, se debe prestar atención a la calidad y pureza. Se recomienda utilizar productos de fabricantes certificados. Observe su cuerpo de cerca y hable con su médico sobre cualquier cambio o efecto secundario. Un control regular de los valores tiroideos es esencial para monitorear el curso del tratamiento y ajustar la terapia si es necesario. Una dieta equilibrada y ejercicio regular pueden apoyar aún más la efectividad de los remedios herbales.

Bueno saber

Ashwagandha

Una planta utilizada en la medicina ayurvédica como adaptógeno que puede reducir el estrés. Ashwagandha también puede reducir los niveles de TSH y apoyar la función tiroidea, especialmente en el hipotiroidismo subclínico.

Coleus forskohlii

Una planta utilizada en la medicina ayurvédica que puede promover la producción de hormonas tiroideas. Los estudios muestran que Coleus forskohlii puede reducir los niveles de TSH y mejorar la conversión de T4 a T3.

Hipotiroidismo

Una disfunción de la tiroides caracterizada por una producción insuficiente de hormonas tiroideas, que puede llevar a varios síntomas como fatiga, aumento de peso y sensibilidad al frío. Los métodos de tratamiento alternativos pueden ayudar a apoyar la función tiroidea y aliviar los síntomas.

Yin y Yang

Dos fuerzas opuestas pero complementarias en la MTC que representan el equilibrio en el cuerpo. Un desequilibrio de Yin y Yang se considera en la MTC como una causa de enfermedades, incluido el hipotiroidismo.

Eficacia potencial de los remedios herbales para el apoyo del hipotiroidismo

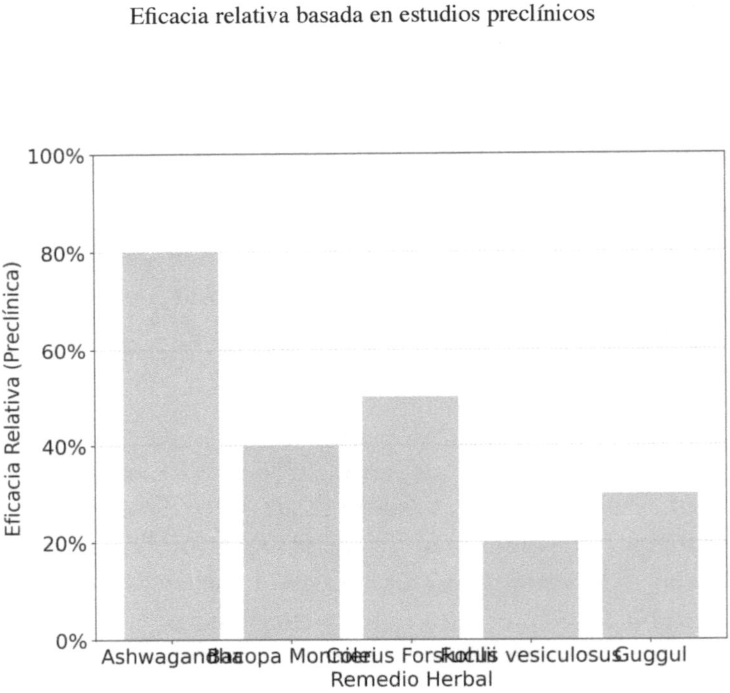

Ash: Ashwagandha

Bacopa: Bacopa Monnieri

Bladder: Fucus vesiculosus

Cole: Coleus Forskohlii

Gug: Guggul

Si bien algunos remedios herbales son prometedores en estudios preclínicos para apoyar la función tiroidea, se necesita más investigación, en particular ensayos clínicos, para confirmar estos efectos y determinar las dosis adecuadas y la seguridad en humanos. Ashwagandha demuestra la evidencia preclínica más convincente, mientras que otros como Coleus y Bacopa muestran efectos moderados. Es fundamental recordar que estos no reemplazan el tratamiento médico estándar y deben discutirse con un profesional de la salud.

Técnicas de relajación

Las técnicas de relajación ofrecen oportunidades complementarias para manejar una hipotiroidismo. El estrés crónico puede afectar la producción hormonal y agravar los síntomas de una hypothyreose, como la fatiga y la falta de energía. Por lo tanto, los métodos de reducción del estrés pueden mejorar el bienestar. El yoga combina actividad física con atención plena y relajación, y puede tener un efecto positivo en varios parámetros de salud [s49]. Por ejemplo, la práctica regular de ejercicios de yoga, que incluyen posturas corporales (asanas), técnicas de respiración (pranayama) y meditación, puede ayudar a regular los valores tiroideos como TSH, T3 y T4 [s49]. Los ejercicios de respiración, que también se pueden practicar independientemente del yoga, fomentan la oxigenación del cuerpo y pueden contribuir a más energía y equilibrio. Al concentrarse en la respiración, se desvía la atención de los pensamientos estresantes y se promueve la calma interior. La meditación, como las prácticas de atención plena, también puede ayudar a reducir el estrés y aliviar los síntomas de un hipotiroidismo [s49]. Al aprender a permanecer en el momento presente y a percibir pensamientos y sentimientos sin juzgarlos, se pueden reducir las reacciones de estrés y fortalecer el equilibrio emocional. El yoga y la meditación también pueden

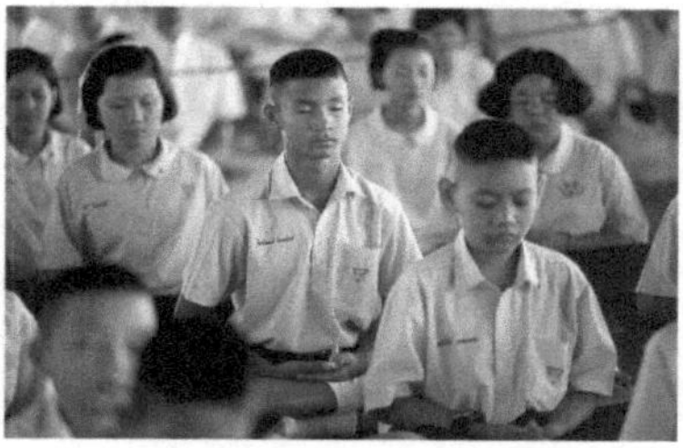

Atención plena [i25]

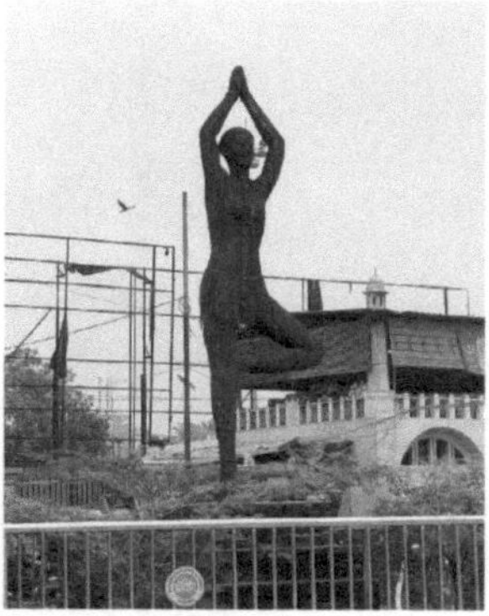

Asana [i26]

contrarrestar la depresión, la ansiedad y los trastornos del sueño, que a menudo acompañan a un hipotiroidismo [s49]. Es importante adaptar los ejercicios a las necesidades individuales en caso de molestias físicas existentes y, si es necesario, buscar consejo médico.

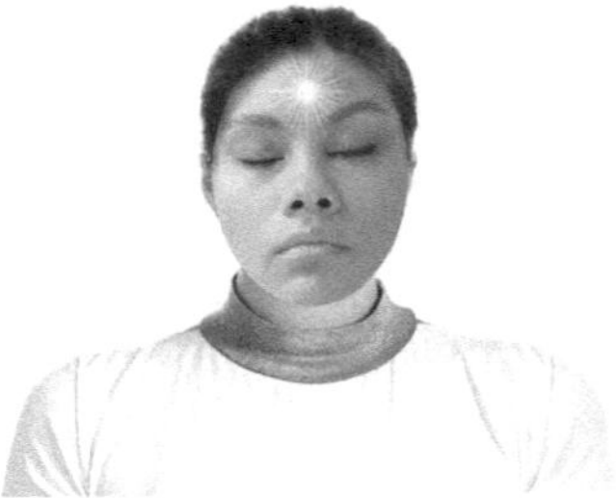

Meditación [i27]

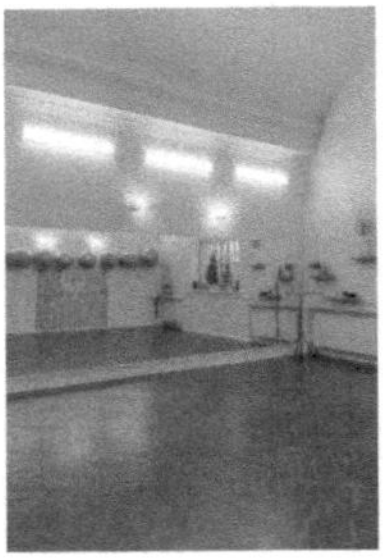

Yoga [i28]

Frecuencia de uso de las técnicas de relajación

Frecuencia de las técnicas de relajación para el hipotiroidismo.

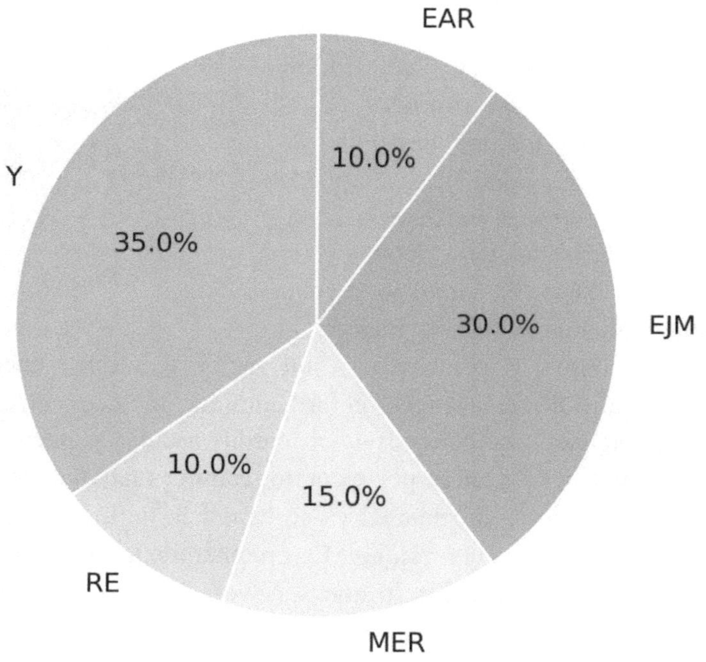

EAR: Entrenamiento autógeno
EJM: Ejercicios de meditación
MER: Relajación muscular progresiva
RE: Respiración
Y: Yoga

Los datos destacan el yoga y la meditación como las técnicas de relajación más utilizadas, lo que podría indicar su eficacia percibida y su accesibilidad para controlar el estrés asociado con el hipotiroidismo. Los ejercicios de respiración, aunque menos frecuentes, siguen desempeñando un papel destacado. El entrenamiento autógeno y la relajación muscular progresiva, aunque menos frecuentes, ofrecen enfoques alternativos para las personas que buscan métodos de relajación especializados. Esta distribución sugiere una preferencia por las prácticas mente-cuerpo como el yoga y la meditación para la reducción del estrés en el contexto del hipotiroidismo.

Terapia de movimiento

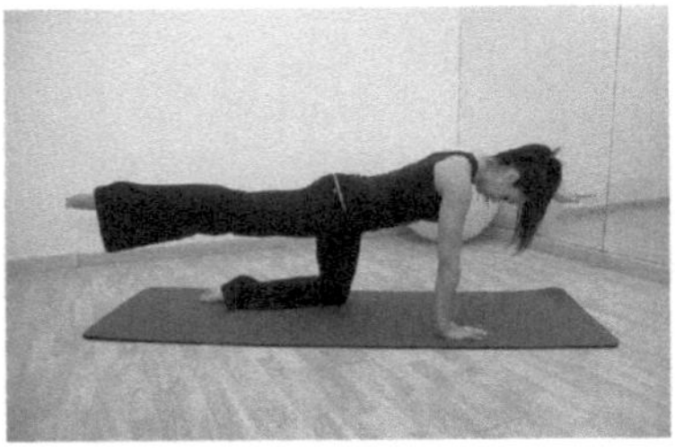

Pilates [i30]

La terapia de movimiento ofrece diversas oportunidades para influir positivamente en los síntomas de la hipotiroidismo y mejorar la calidad de vida. La inactividad física puede agravar las molestias existentes, como la fatiga, la falta de energía y el aumento de peso. El ejercicio regular estimula el metabolismo, mejora el estado de ánimo y contribuye a un mejor equilibrio energético. El entrenamiento de resistencia, como caminar rápido, correr, nadar o andar en bicicleta, activa la función cardiovascular y puede ayudar en el control del peso. Quien, por ejemplo, camina rápidamente durante 30 minutos tres veces a la semana, ya se beneficia de los efectos positivos en el metabolismo y la psique. El entrenamiento de fuerza ayuda a aumentar la masa muscular, lo que a su vez eleva el metabolismo basal y promueve la quema de grasa. También el yoga y Pilates pueden ser valiosas adiciones. Mejoran la percepción corporal, la flexibilidad y la fuerza muscular. Especialmente el yoga puede contribuir a la calma interior y la reducción del estrés a través de la combinación de ejercicios físicos, técnicas de respiración y meditación. Técnicas de relajación como relajación muscular progresiva o entrenamiento autógeno pueden ayudar adicionalmente a reducir el estrés y mejorar la calidad del sueño. Al elegir el deporte y la intensidad del entrenamiento, es recomendable considerar las necesidades individuales y el estado de salud actual. Un inicio lento y un aumento gradual de la carga son aconsejables. Así se puede comenzar con sesiones de entrenamiento cortas y aumentar la duración y la intensidad de manera progresiva, como al correr, donde inicialmente se pueden hacer pausas cortas para caminar y reducirlas a medida que mejora la condición física. En caso de dudas o enfermedades preexistentes, es sensato buscar consejo médico para desarrollar un programa de entrenamiento adaptado a las necesidades individuales. La terapia de movimiento no puede reemplazar el tratamiento médico del hipotiroidismo, pero ofrece un valioso complemento para aliviar los síntomas y mejorar el bienestar general. Un estilo de vida activo contribuye a una mejor salud física y mental a largo plazo.

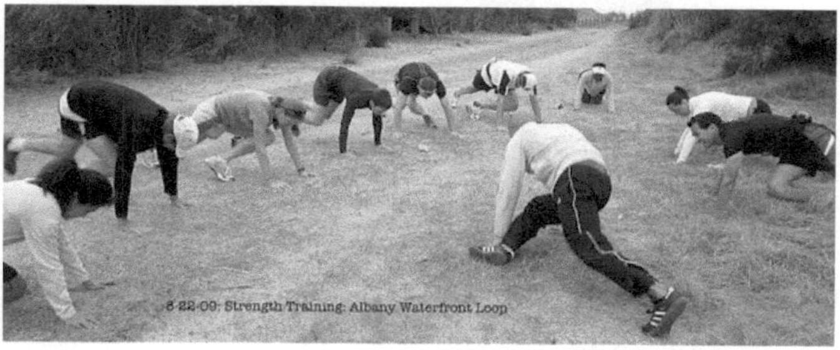

Entrenamiento de fuerza [i29]

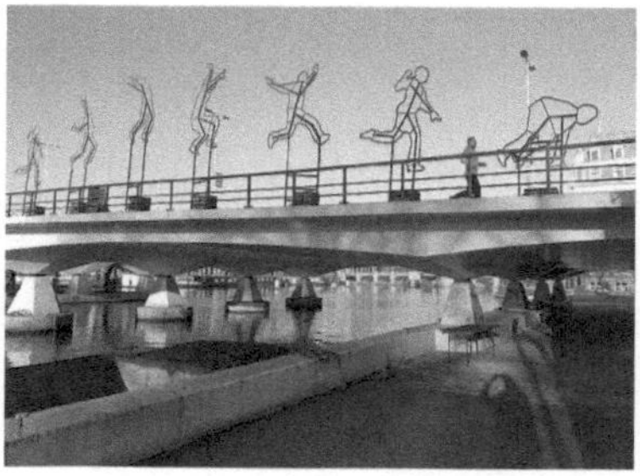

Footing [i31]

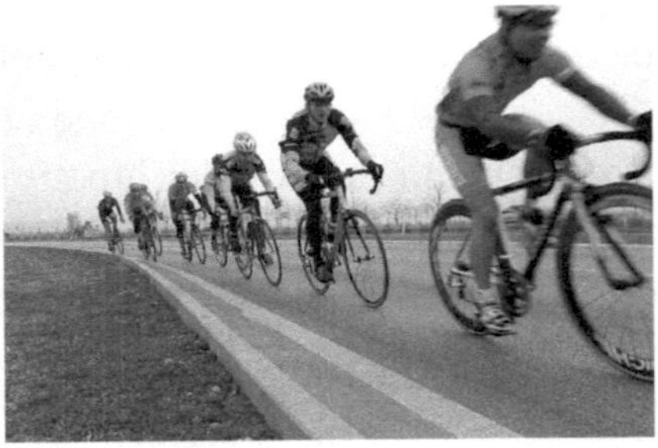

Ciclismo [i32]

Bueno saber

Entrenamiento autógeno

El entrenamiento autógeno es una técnica de relajación basada en la autosugestión que, con la aplicación regular, puede ayudar a aliviar los síntomas de estrés, mejorar la calidad del sueño y aumentar el bienestar general en casos de hipotiroidismo.

Pilates

El Pilates fortalece los músculos del tronco, mejora la postura y puede ayudar a aliviar el dolor de espalda y fomentar la movilidad en casos de hipotiroidismo.

Relajación muscular progresiva

La relajación muscular progresiva ayuda a reducir la tensión física y psicológica mediante la contracción y relajación controladas de diferentes grupos musculares, lo que puede llevar a un mejor sueño y más energía en casos de hipotiroidismo.

Efecto de la intensidad del ejercicio sobre los síntomas del hipotiroidismo

Relación entre la intensidad del ejercicio y la mejora de los síntomas en el hipotiroidismo.

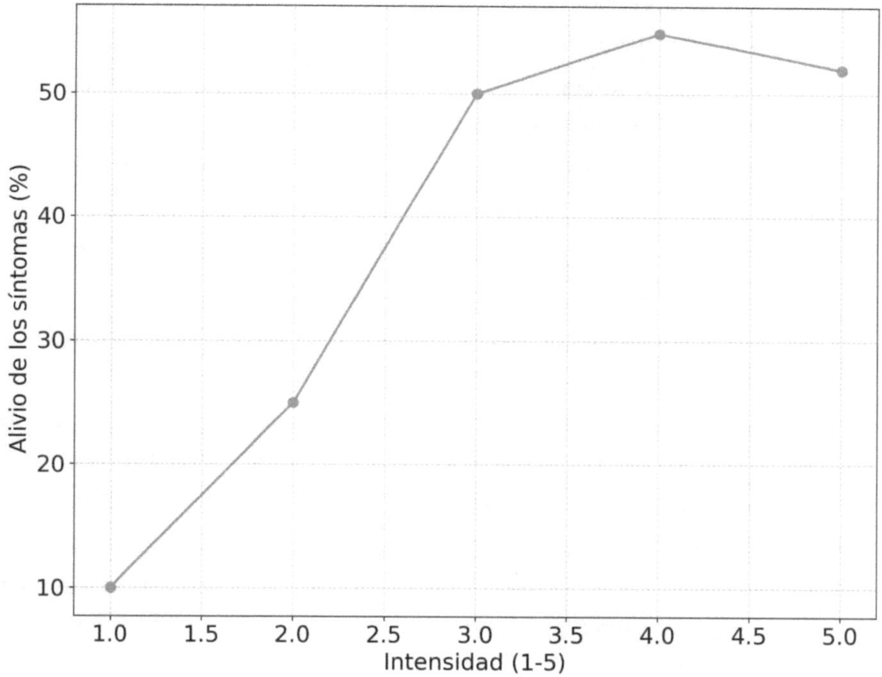

Los datos sugieren una correlación positiva entre la intensidad del ejercicio y la reducción de los síntomas. La intensidad moderada parece ofrecer beneficios significativos, mientras que una intensidad muy alta puede no proporcionar una mejora adicional y podría potencialmente exacerbar algunos síntomas. Esto destaca la importancia de encontrar un nivel de intensidad de ejercicio apropiado para las necesidades y tolerancias individuales.

Consejos concretos

- Explora el mundo de la fitoterapia e infórmate sobre plantas medicinales como el manto de dama o la raíz de taiga, que se utilizan tradicionalmente para tratar problemas de tiroides.
- Busca un terapeuta experimentado que se especialice en fitoterapia y recibe asesoramiento personalizado sobre mezclas de hierbas adecuadas.
- Descubre las posibilidades de la homeopatía y explora remedios que aborden tus síntomas específicos de hipotiroidismo.
- Aprende los fundamentos de la acupresión y estimula puntos de acupresión que están relacionados con la tiroides.
- Infórmate sobre la Medicina Tradicional China (MTC) y su enfoque holístico para tratar el hipotiroidismo.
- Considera un masaje de shiatsu para liberar bloqueos en el flujo de energía y activar las fuerzas de autocuración.
- Experimenta con aceites esenciales como la mirra o el ciprés, que tienen un efecto calmante y pueden apoyar el equilibrio hormonal.
- Asiste a un taller sobre terapia de cuencos tibetanos y descubre cómo las vibraciones de los cuencos pueden armonizar tu tiroides.
- Descubre el efecto beneficioso de los masajes de reflexología podal y permite que se traten específicamente las zonas reflejas de tu tiroides.
- Sumérgete en el mundo de las flores de Bach y encuentra las esencias florales que alivien tus síntomas emocionales relacionados con el hipotiroidismo.
- Incorpora los principios del Ayurveda en tu vida diaria y aprende cómo fortalecer tu energía vital (Prana) y armonizar tu tiroides.

Revisión - 2. Hipotiroidismo

Una disfunción tiroidea puede manifestarse de diversas maneras, desde cambios sutiles en la piel y el cabello hasta profundas repercusiones en su estado de ánimo y metabolismo. En lugar de considerar estos síntomas como problemas aislados, 'Tratar el hipotiroidismo de otra manera: sanar la tiroides de forma natural' recomienda un enfoque holístico que coloca sus necesidades individuales en el centro. Este enfoque reconoce la compleja interrelación entre factores físicos, psicológicos y nutricionales, y le anima a participar activamente en su recuperación. Aunque el tratamiento convencional con hormonas tiroideas puede ser necesario, el libro ofrece estrategias complementarias para mejorar su calidad de vida de manera sostenible y apoyar su salud tiroidea de forma integral.

Un paso importante es revisar y ajustar sus hábitos alimenticios. Preste atención a una ingesta adecuada de yodo y selenio, dos nutrientes esenciales para la producción de hormonas tiroideas. Integre alimentos ricos en yodo como pescado, mariscos y productos lácteos en su dieta o utilice sal yodada. El selenio se encuentra, por ejemplo, en nueces, granos enteros y legumbres. Sin embargo, tenga en cuenta que tanto la deficiencia como el exceso de estos oligoelementos pueden ser problemáticos. Por lo tanto, es recomendable una dosificación individual, idealmente en consulta con un médico o un profesional de la salud. Además, puede apoyar a su cuerpo mediante una dieta antiinflamatoria rica en frutas frescas, verduras y grasas saludables. También considere la importancia de la fibra y los ácidos grasos omega-3. Experimente con diferentes alimentos y observe cómo reacciona su cuerpo.

Además de la alimentación, las técnicas de relajación juegan un papel importante en el manejo de las tensiones psicológicas que a menudo acompañan a una disfunción tiroidea. El estrés crónico puede afectar negativamente la producción hormonal y agravar síntomas como fatiga, falta de motivación y estados de ánimo depresivos. Encuentre una técnica de relajación que le convenga, ya sea yoga, meditación, ejercicios de respiración o relajación muscular progresiva. Integre esta práctica regularmente en su vida diaria para reducir el estrés, encontrar su paz interior y fortalecer su resiliencia. También el ejercicio moderado puede ayudarle a estimular su metabolismo, mejorar su estado de ánimo y aumentar su nivel de energía. Elija una actividad que disfrute y comience despacio para no sobrecargar a su cuerpo.

Implementar estas recomendaciones puede ser un desafío al principio. Integre los cambios gradualmente en su vida diaria y sea paciente consigo mismo. Documente sus progresos y desafíos en un diario para comprender mejor sus necesidades individuales y ajustar sus estrategias. No dude en buscar apoyo de profesionales como médicos, terapeutas o nutricionistas. Con un enfoque holístico que considere la alimentación, la relajación y el ejercicio, puede influir activamente en su salud tiroidea y mejorar su calidad de vida de manera sostenible. Usted tiene la clave de su recuperación en sus manos. ¡Acepte el desafío y descubra su bienestar personal!

3. Hipertiroidismo

¿Conoce la sensación de que su cuerpo está funcionando constantemente a toda máquina? Un hipertiroidismo puede desajustar todo el metabolismo y provocar diversas molestias. La medicina convencional suele recurrir a medicamentos sintéticos, pero la naturaleza ofrece alternativas efectivas. Mientras que el tratamiento clásico se centra principalmente en combatir los síntomas, los enfoques terapéuticos holísticos permiten una curación desde la raíz. En este capítulo descubrirá cómo restablecer el equilibrio de la glándula tiroides hiperactiva mediante métodos naturales.

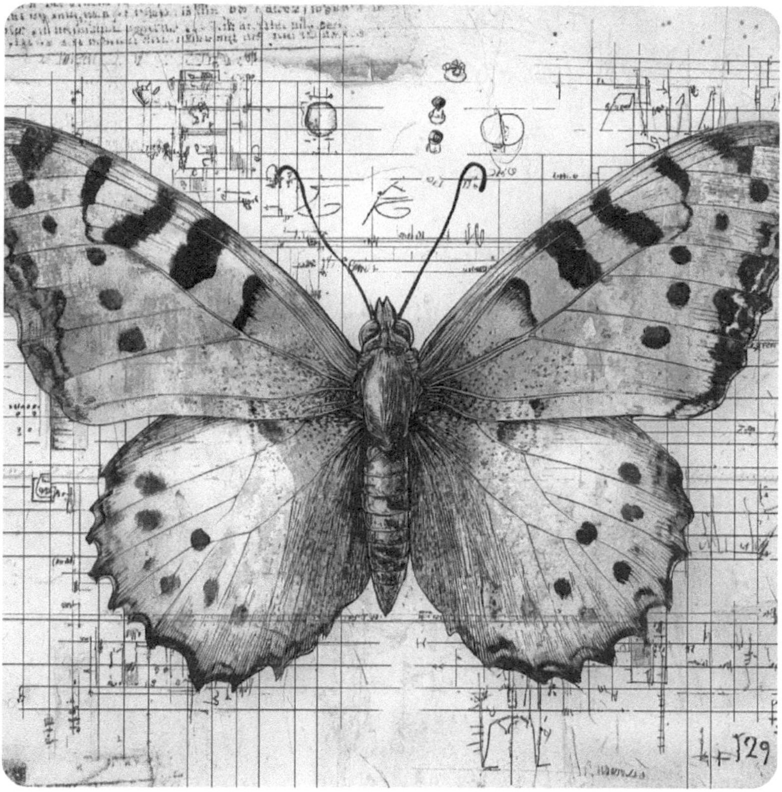

3. 1 Cuadro clínico

Los cambios orgánicos en la tiroides, provocados por medicamentos, pueden llevar a un hipertiroidismo. Esto afecta el metabolismo y causa una variedad de síntomas acompañantes que disminuyen significativamente el bienestar. Las repercusiones van desde problemas cardiovasculares hasta trastornos psicológicos. Comprenda las complejas interrelaciones y obtenga claridad sobre los desafíos de un hipertiroidismo.

La provisión de yodo desempeña un papel crucial en la función tiroidea y puede influir en la aparición de enfermedades tiroideas, especialmente debido a medicamentos como la amiodarona.

Cambios orgánicos

Los cambios orgánicos de la tiroides pueden tener diversas causas y afectar la función tiroidea. Medicamentos, como el amiodarona, un antiarrítmico para el tratamiento de trastornos del ritmo cardíaco, pueden desencadenar tanto una función reducida (hipotiroidismo) como una función aumentada (tirotoxicosis) de la tiroides. [s50] El amiodarona contiene yodo, que influye en la producción de hormonas tiroideas. En regiones con bajo contenido de yodo, la tirotoxicosis inducida por amiodarona (AIT) ocurre con mayor frecuencia, mientras que en áreas ricas en yodo predomina el hipotiroidismo inducido por amiodarona (AIH). [s50] Esta distribución geográfica ilustra la influencia del suministro de yodo en la función tiroidea y la aparición de enfermedades tiroideas debido al amiodarona. La AIT se divide en dos tipos. El tipo 1 afecta a pacientes con enfermedades tiroideas preexistentes, mientras que el tipo 2 se presenta en pacientes con tiroides previamente sana debido a una destrucción inflamatoria del tejido tiroideo. [s50] El diagnóstico de la AIT es más complejo que el de la AIH, ya que los síntomas suelen ser inespecíficos y se requieren diferentes procedimientos diagnósticos para distinguir entre los dos tipos. [s50] Por ejemplo, los análisis de sangre de las hormonas tiroideas (TSH, fT3, fT4) y las ecografías de la tiroides pueden proporcionar importantes indicios diagnósticos. Por lo tanto, es esencial un monitoreo regular de la función tiroidea en pacientes bajo tratamiento con amiodarona para detectar cambios de manera temprana y tratarlos adecuadamente. Esto puede garantizarse mediante análisis de sangre regulares y citas de control médico. La terapia de la AIT se basa en el tipo respectivo y puede incluir medicamentos para inhibir la

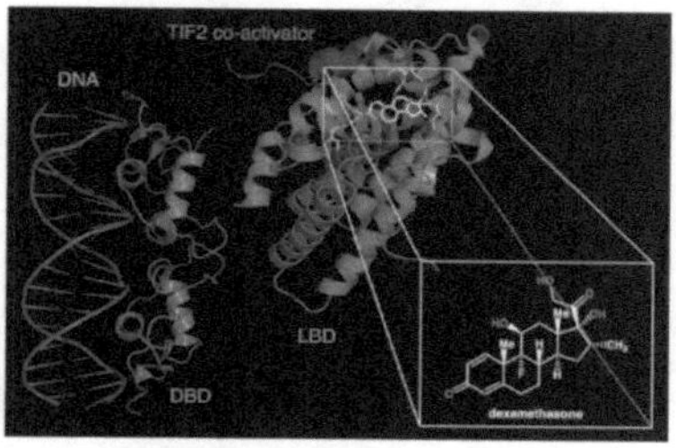

Corticosteroides [i34]

producción de hormonas tiroideas o, en caso de una inflamación severa, también corticosteroides. En el caso de la AIH, puede ser necesaria una terapia de reemplazo hormonal tiroidea. La dosificación exacta se basa en los valores de sangre individuales y la imagen clínica del paciente.

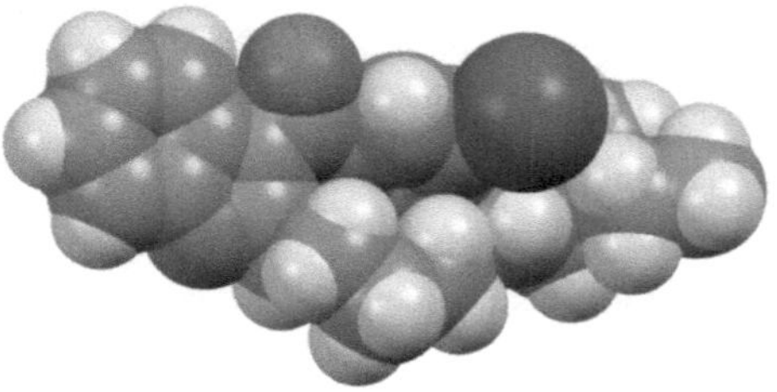

Amiodarona [i33] .

Bueno saber

Antiarrítmico

Un medicamento utilizado para tratar trastornos del ritmo cardíaco. El amiodarona es un ejemplo de un antiarrítmico que puede influir en la función tiroidea. Este libro aborda enfoques alternativos para el tratamiento de trastornos de la función tiroidea causados por tales medicamentos.

Corticosteroides

Medicamentos antiinflamatorios que pueden ser utilizados en el tratamiento de enfermedades tiroideas como la tirotoxicosis inducida por amiodarona tipo 2. Este libro investiga cómo los corticosteroides pueden ser utilizados dentro de un plan de tratamiento integral para problemas tiroideos.

Cambios orgánicos en el hipotiroidismo

Gravedad y frecuencia de los cambios orgánicos en relación con los niveles de hormona tiroidea.

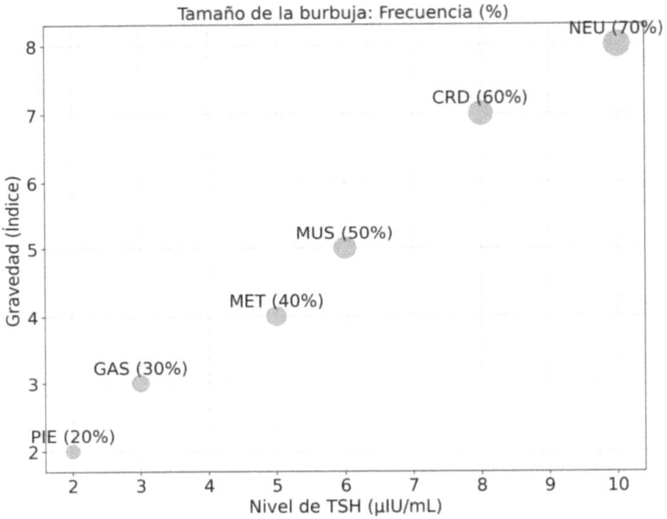

Blasengröße: Frecuencia (%)

CRD: Cardiovascular

GAS: Gastrointestinal

MET: Metabólico

MUS: Musculoesquelético

NEU: Neurológico

PIE: Piel

El gráfico indica una correlación entre niveles más bajos de hormona tiroidea (TSH) y una mayor prevalencia y gravedad de los cambios específicos de órganos. En concreto, los cambios cardiovasculares y metabólicos parecen ser más comunes y graves con niveles más altos de TSH, mientras que los cambios relacionados con el intestino y la piel están menos influenciados por los niveles de TSH, pero siguen estando notablemente presentes. Esto sugiere que tratar el hipotiroidismo eficazmente podría mitigar la gravedad y la frecuencia de estas complicaciones relacionadas con los órganos.

Descompensaciones metabólicas

Una hipotiroidismo puede tener amplias repercusiones en el metabolismo y llevar a diversas descompensaciones metabólicas. Estas se caracterizan por una compleja interacción de varios parámetros metabólicos. Por ejemplo, pueden presentarse niveles elevados de lípidos en sangre (Triglicéridos) y un nivel de colesterol HDL reducido [s51]. Además, pueden aparecer un aumento de la circunferencia de la cintura, que indica obesidad abdominal, así como hipertensión y niveles elevados de glucosa en sangre (hiperglucemia) [s51]. Esta combinación de factores se conoce comúnmente como síndrome metabólico y aumenta el riesgo de enfermedades cardiovasculares y diabetes tipo 2. La relación entre hipotiroidismo y síndrome metabólico está bien documentada en estudios [s52]. Un estudio mostró que un porcentaje significativo de pacientes con síndrome metabólico también presenta un trastorno de la función tiroidea, siendo la hipotiroidismo subclínico una gran parte de estos casos [s52]. En particular, se ha observado una correlación entre trastornos de la función tiroidea y parámetros como la circunferencia de la cintura y el colesterol HDL [s52]. Por lo tanto, en caso de hipotiroidismo, es recomendable que los parámetros metabólicos relevantes sean controlados regularmente por un médico para poder tomar medidas correctivas a tiempo. Una terapia individualizada para el hipotiroidismo puede ayudar a corregir estas descompensaciones metabólicas y minimizar el riesgo de enfermedades secundarias. Un cambio en la dieta con reducción de la ingesta calórica y actividad física regular también puede tener efectos positivos en la situación metabólica.

Colesterol HDL

El llamado colesterol "bueno". Ayuda a eliminar el exceso de colesterol de las arterias, protegiendo así contra enfermedades cardíacas. Un nivel bajo de HDL aumenta el riesgo.

Correlación

Una relación estadística entre dos o más variables. Una correlación no implica necesariamente que una variable cause a la otra.

Descompensaciones metabólicas

En el caso de un hipotiroidismo, el metabolismo funciona más lentamente, lo que puede llevar a diversos problemas como aumento de peso, fatiga y trastornos digestivos. Un plan de tratamiento bien ajustado puede ayudar a resolver estos problemas.

Hipotiroidismo subclínico

Una forma leve de hipotiroidismo, donde los valores tiroideos están ligeramente alterados, pero aún no se presentan síntomas evidentes.

Obesidad abdominal

La acumulación de tejido graso en la zona abdominal, que está asociada con un mayor riesgo de diversos problemas de salud.

Triglicéridos

Un tipo de grasa en la sangre. Niveles altos de triglicéridos pueden aumentar el riesgo de enfermedades cardíacas.

Parámetros metabólicos a lo largo del tiempo

Progresión simulada de los parámetros metabólicos clave durante el tratamiento del hipotiroidismo.

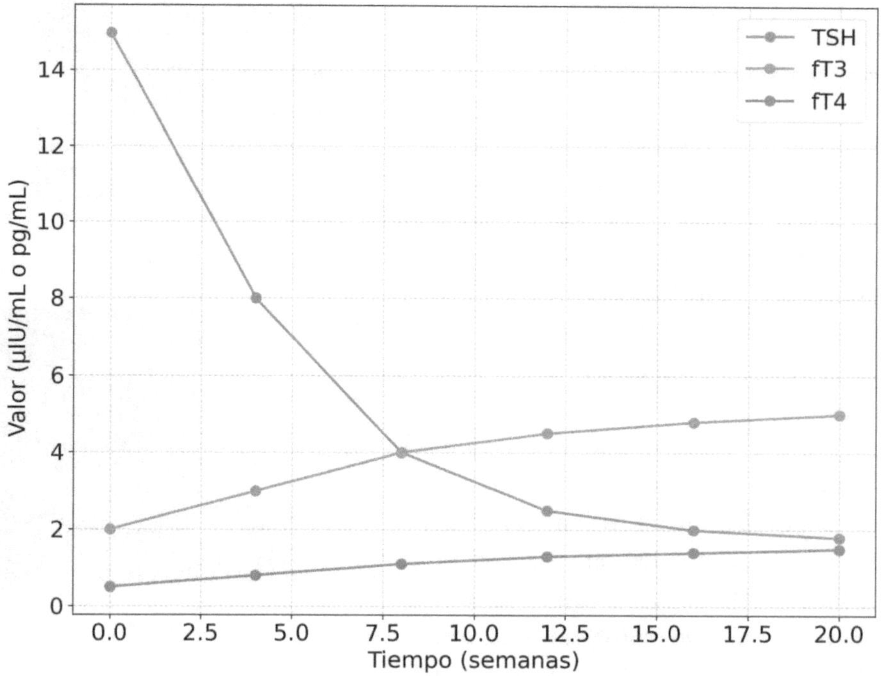

El gráfico ilustra la mejora esperada en la función metabólica a lo largo del tiempo con un tratamiento eficaz. Los niveles de TSH disminuyen mientras que los niveles de fT3 y fT4 aumentan, estabilizándose finalmente dentro del rango normal. Esto sugiere una respuesta positiva a la terapia y una restauración gradual del equilibrio de la hormona tiroidea. Los cambios rápidos iniciales son seguidos por una mejora más lenta y constante, lo que indica el ajuste del cuerpo al tratamiento.

Síntomas acompañantes

Una hipotiroidismo no solo se manifiesta en los síntomas típicos como fatiga, aumento de peso y sensibilidad al frío. Más bien, puede aparecer un amplio espectro de síntomas acompañantes que pueden afectar el bienestar y dificultar el diagnóstico. Estas molestias adicionales pueden ser diversas y afectar diferentes sistemas orgánicos. Por ejemplo, pueden presentarse dolores en el área del esternón y en los brazos junto con hormigueo. [s53] También son comunes los síntomas psicológicos, como estados depresivos y ansiedad. [s54] Los estudios muestran que el número de síntomas acompañantes en el hipotiroidismo es significativamente mayor en comparación con personas sanas. [s54] Curiosamente, existe una estrecha relación entre estos síntomas psicológicos y el grado de carga por los síntomas físicos. [s54] Un hipotiroidismo puede influir fuertemente en el bienestar general, no solo a través de los síntomas principales conocidos. Los síntomas acompañantes individuales varían de un paciente a otro y pueden abarcar desde problemas digestivos hasta pérdida de cabello y cambios de humor. Por lo tanto, preste atención a los cambios en su cuerpo y su psique y hable con su médico sobre todos los síntomas que perciba, incluso aquellos que inicialmente le parezcan insignificantes. Una análisis exhaustivo y diagnóstico son

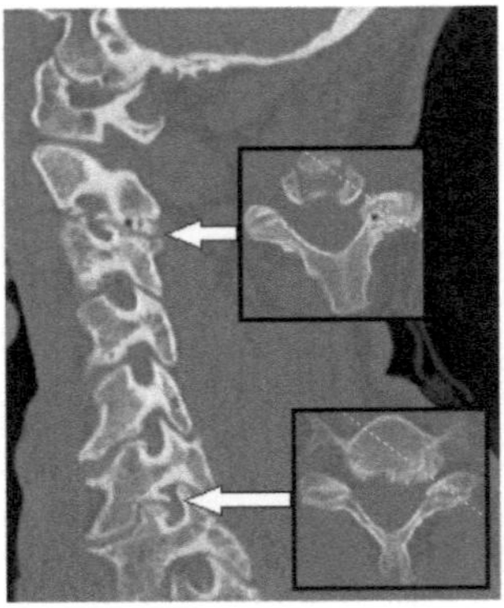

Hormigueo [i35]

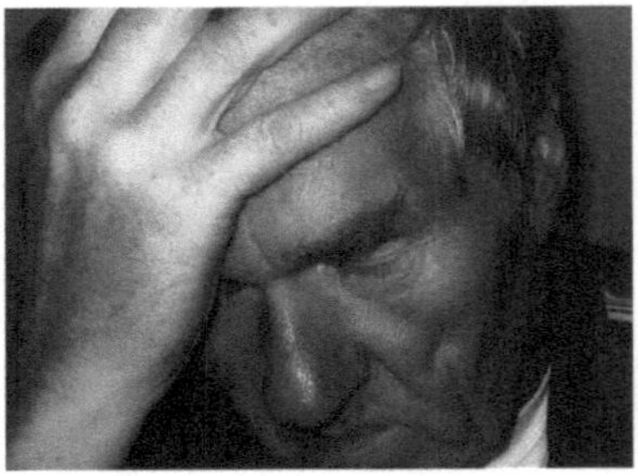

Fatiga [i36]

cruciales para tratar adecuadamente el hipotiroidismo y sus síntomas acompañantes, mejorando así su calidad de vida. Al igual que en el caso de cefaleas en racimo, también pueden aparecer síntomas adicionales en el hipotiroidismo que recuerdan a una migraña. Esto incluye, por ejemplo, un aumento de las molestias debido al esfuerzo físico o un aumento de la sudoración en la cara. [s55] Esta observación subraya la complejidad de los cuadros clínicos y la importancia de un diagnóstico diferenciado. El tratamiento debe adaptarse siempre a las necesidades individuales del paciente y considerar tanto el hipotiroidismo en sí como los síntomas acompañantes específicos.

Bueno saber

Análisis

La recopilación sistemática de la historia clínica de un paciente a través de preguntas específicas, que es importante para el diagnóstico y la planificación del tratamiento. En el caso del hipotiroidismo, incluye la recopilación de síntomas, antecedentes médicos, carga familiar y hábitos de vida.

Cefaleas en racimo

Dolores de cabeza extremadamente intensos que ocurren en ataques, típicamente localizados de manera unilateral en la zona de la cuenca ocular o la sien, y que pueden estar acompañados de síntomas como enrojecimiento del ojo, lagrimeo o congestión nasal. Su aparición puede ser desencadenada por ciertos factores como el alcohol o el estrés.

Síntomas acompañantes

Molestias adicionales que pueden aparecer junto con los signos típicos de un hipotiroidismo, como problemas digestivos, dolores articulares o dificultades de concentración. Estos síntomas acompañantes pueden afectar significativamente la calidad de vida y dificultar el diagnóstico.

Frecuencia de síntomas acompañantes

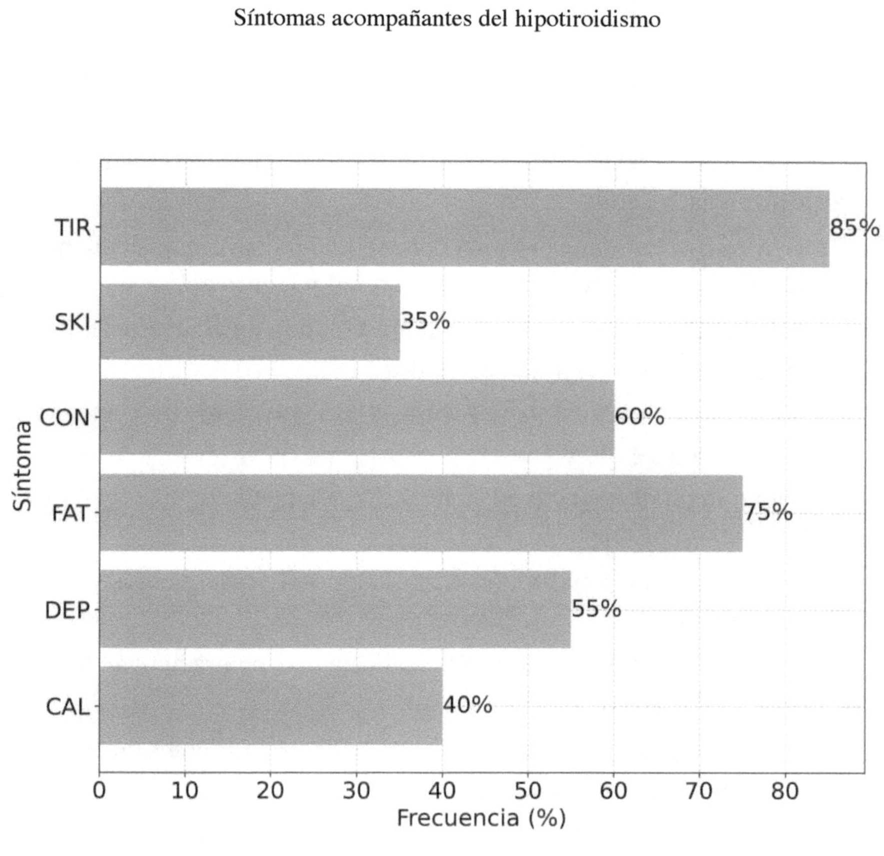

CAL: Sensibilidad al frío

DEP: Depresión

SKI: Piel seca

CON: Estreñimiento

FAT: Aumento de peso

TIR: Cansancio

El cansancio y el aumento de peso son los más frecuentes, seguidos del estreñimiento y la depresión. La sensibilidad al frío y la piel seca son menos frecuentes, pero siguen siendo relevantes. Esta distribución subraya la necesidad de un tratamiento holístico del hipotiroidismo que vaya más allá de la terapia de reemplazo hormonal.

Consejos concretos

- Conscientemente vincule su respiración con la imagen de proporcionar energía a la tiroides.
- Sienta varias veces al día en su área del cuello y perciba la tiroides de manera consciente.
- Imagínese cómo sus hormonas tiroideas fluyen por todo el cuerpo y alcanzan cada célula.
- Use ropa que mantenga su área del cuello agradablemente caliente para fomentar una sensación de seguridad y bienestar.
- Cante regularmente para relajar la musculatura en el área del cuello y estimular la circulación de la tiroides.
- Rodeese de colores calmantes como el azul y el verde para encontrar paz interior y equilibrio.
- Cree un lugar de silencio en su hogar donde pueda retirarse y visualizar su tiroides.
- Escriba una carta a su tiroides expresando sus pensamientos y sentimientos.
- Desarrolle un ritual personal que realice a diario para apoyar su tiroides y fortalecer su bienestar.
- Visualice cómo su tiroides se llena de valiosos nutrientes en cada comida y funciona de manera óptima.
- Ría a carcajadas y con entusiasmo para reducir el estrés y afectar positivamente su tiroides.
- Bailar al ritmo de su música favorita para activar su cuerpo y su tiroides.
- Pase tiempo en la naturaleza y respire profundamente el aire fresco para suministrar oxígeno a su tiroides.

3. 2 Conceptos nutricionales

En el caso de un hipotiroidismo, el metabolismo se altera y afecta la necesidad de energía, el suministro de minerales y el equilibrio de vitaminas. Esto puede llevar a un aumento de peso, falta de energía y otros malestares. Una alimentación adaptada juega un papel crucial para enfrentar estos desafíos y mejorar el bienestar. Las deficiencias de micronutrientes pueden afectar adicionalmente la función tiroidea. Los nutrientes adecuados en la cantidad correcta son esenciales para la producción y regulación hormonal. Una dieta equilibrada que tenga en cuenta las intolerancias individuales es la base para una tiroides saludable. Descubra en este capítulo cómo optimizar su alimentación y apoyar naturalmente la salud de su tiroides.

En caso de trastornos de la función tiroidea, una alimentación adaptada de manera individual, que tenga en cuenta las necesidades energéticas y de micronutrientes alteradas (especialmente yodo, selenio, zinc, hierro y vitaminas del grupo B), es esencial para apoyar la salud de la tiroides y el bienestar general.

Necesidades energéticas

En el caso de un hipotiroidismo, el metabolismo se ralentiza, lo que afecta las necesidades energéticas. El cuerpo requiere menos energía para mantener sus funciones básicas. Esto puede llevar a un aumento de peso, incluso si la ingesta calórica se mantiene igual o se reduce [s56]. Una dieta adaptada puede ayudar a evitar este problema. Un aspecto importante es la adecuada provisión de mikronaehrstoffen. Entre otros, el yodo, el selenio, el hierro y el zinc son necesarios para la síntesis y regulación de las hormonas tiroideas [s57]. Una deficiencia de estos nutrientes puede afectar aún más la función tiroidea y reducir las necesidades energéticas. Por lo tanto, es importante una dieta equilibrada rica en frutas, verduras, cereales integrales y proteínas magras para asegurar la provisión de estos micronutrientes. Además, considerar intolerancias individuales, como el gluten o la lactosa, puede tener efectos positivos en la función tiroidea y, por ende, en el equilibrio energético [s56]. Una dieta reducida en energía que cubra las necesidades individuales y al mismo tiempo garantice una ingesta adecuada de nutrientes puede llevar a una mejora del peso corporal y de los parámetros tiroideos [s56]. La combinación de una dieta adaptada con ejercicio regular puede aumentar las necesidades energéticas y estimular el metabolismo. Esto puede ayudar a evitar el aumento de peso y mejorar el bienestar general. Es importante considerar el cambio en la dieta no como una medida a corto plazo, sino como una adaptación a largo plazo del estilo de vida. Las necesidades energéticas individuales pueden verse influenciadas por diversos factores y, por lo tanto, deberían idealmente discutirse con un médico o un nutricionista. Así se puede elaborar un plan de alimentación individual que se ajuste a las necesidades personales y a la salud tiroidea.

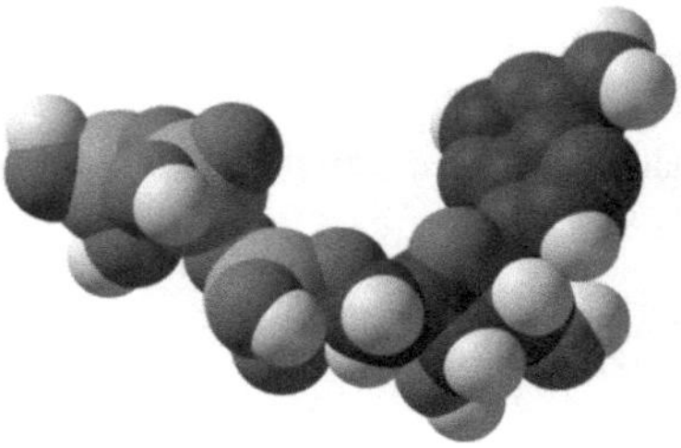

Metabolismo [i37]

Bueno saber

Lactosa

La lactosa es el azúcar presente en la leche y los productos lácteos. En caso de intolerancia a la lactosa, el cuerpo no puede digerirla adecuadamente, lo que puede llevar a problemas digestivos. Dado que los problemas digestivos pueden sobrecargar al cuerpo y afectar la absorción de nutrientes, es importante prestar atención a una adecuada ingesta de lactosa o, si es necesario, optar por alternativas sin lactosa en el caso de un hipotiroidismo.

Necesidades Calóricas Diarias Estimadas en Función del Nivel de Actividad

Las necesidades calóricas pueden variar con las condiciones de la tiroides.

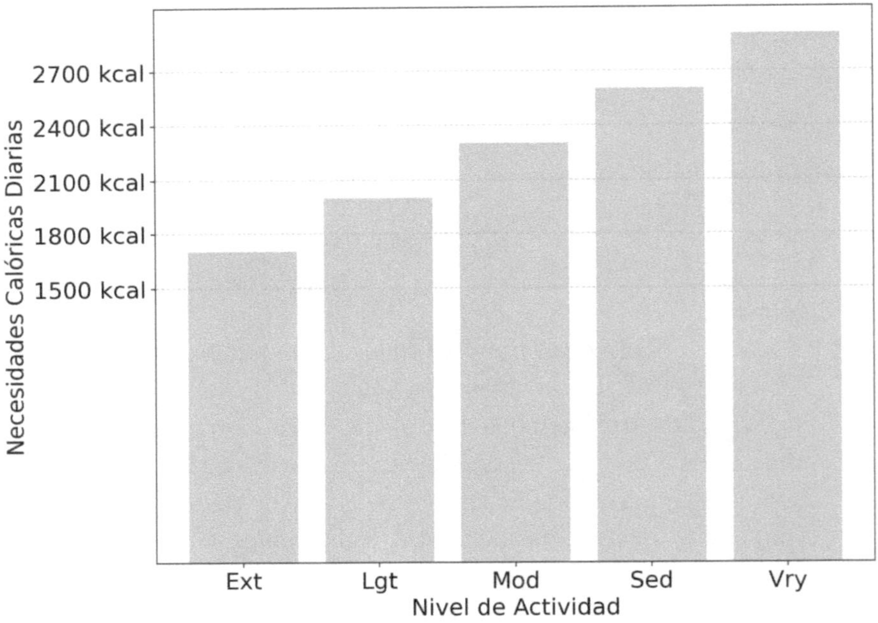

Ext: Extremadamente Activo

Lgt: Ligeramente Activo

Mod: Moderadamente Activo

Sed: Sedentario

Vry: Muy Activo

Las personas con estilos de vida menos activos generalmente requieren menos calorías. Aquellos con actividades más extenuantes tienen mayores demandas de energía. Es importante consultar con un profesional de la salud para determinar las necesidades calóricas individuales, especialmente cuando se maneja una condición de tiroides, ya que estas pueden influir en el metabolismo y los niveles de energía.

Suministro de minerales

Un suministro óptimo de minerales es indispensable para la función tiroidea, ya que influye en numerosos procesos en el cuerpo que están directa o indirectamente relacionados con la producción y efecto de hormonas. Además de jod y selen, que son fundamentales en la producción de hormonas tiroideas, otros minerales también juegan un papel. Por ejemplo, el zinc influye en la conversión de T4 en la hormona activa T3. El hierro es importante para el transporte de oxígeno y la producción de energía en las células, lo que a su vez afecta la función tiroidea. Una deficiencia de hierro puede perjudicar la producción de hormonas tiroideas y, por lo tanto, empeorar los síntomas de una hipotiroidismo [s58]. Un equilibrio mineral adecuado tiene un efecto positivo en diversas funciones corporales, desde la función celular hasta la regulación hormonal. Minerales como magnesio, cobre y manganeso también están involucrados en procesos enzimáticos que son importantes para una función tiroidea saludable. Aunque una dieta variada generalmente proporciona suficientes minerales, pueden ocurrir deficiencias, especialmente en personas con problemas tiroideos existentes [s59]. Un análisis de sangre específico puede ayudar a identificar posibles deficiencias y tomar las medidas adecuadas. Si es necesario, se puede realizar una suplementación en consulta con un médico o nutricionista.

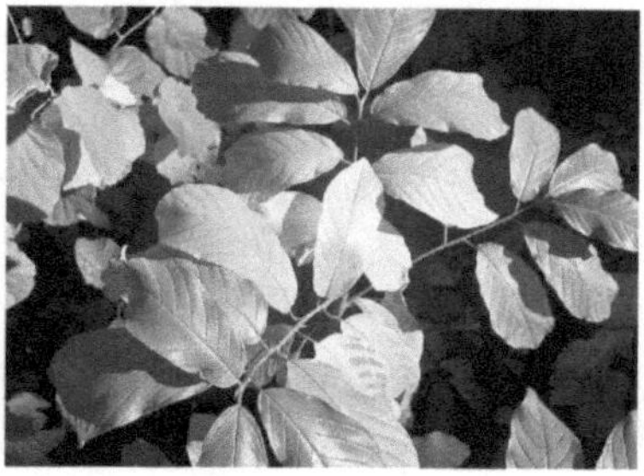

Magnesio [i38]

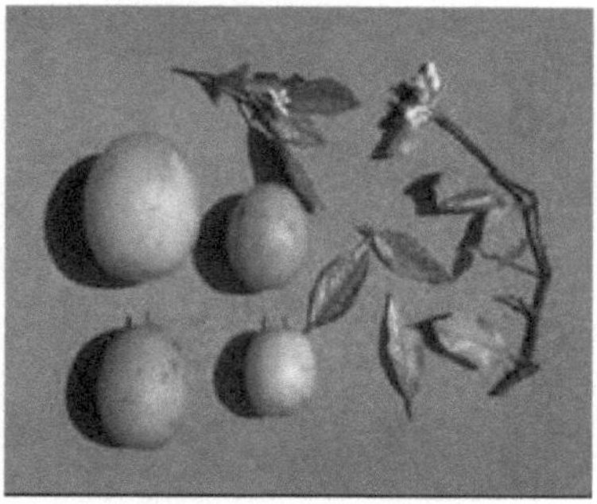

Zinc [i39]

Un suministro óptimo de minerales no solo apoya la función tiroidea, sino que también contribuye al bienestar general al optimizar varios procesos metabólicos en el cuerpo [s60]. Una dieta rica en granos enteros, legumbres, nueces, semillas y verduras de hoja verde puede mejorar el suministro de minerales importantes. Por ejemplo, un puñado de almendras no solo proporciona magnesio, sino también cobre y manganeso, que son relevantes para la función tiroidea. Además, la carne magra, especialmente la carne de res, puede ayudar a aumentar la absorción de hierro. La selección específica de alimentos dentro de una dieta equilibrada puede ayudar a satisfacer las necesidades de minerales importantes y apoyar la función tiroidea. [s61]

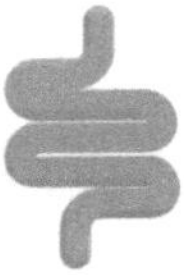

Enfoque en la ingesta de micronutrientes

Áreas de enfoque típicas de micronutrientes para la salud de la tiroides.

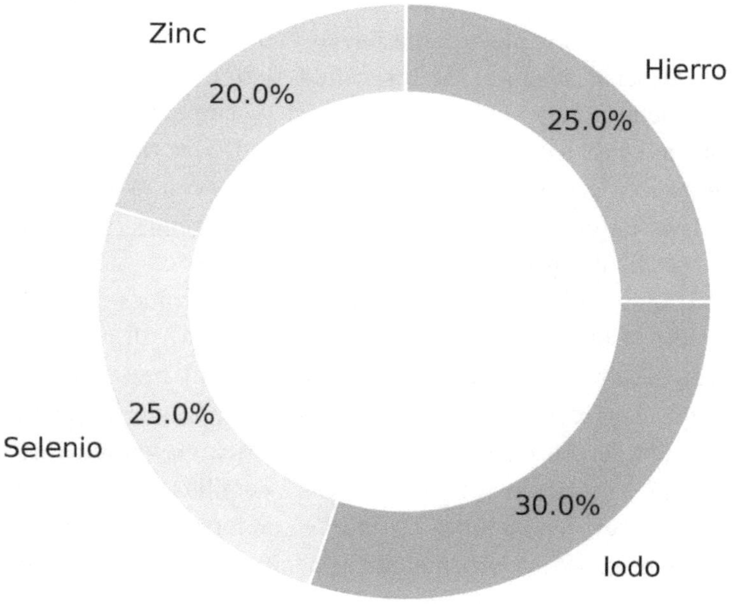

HIE: Hierro

IOD: Iodo

SEL: Selenio

ZIN: Zinc

Este gráfico destaca los micronutrientes clave que a menudo se consideran en el manejo del hipotiroidismo. El yodo es crucial para la producción de hormonas tiroideas. El selenio apoya la conversión de la hormona tiroidea. El zinc y el hierro juegan un papel en la función tiroidea general y la utilización de hormonas. Si bien estos son importantes, las necesidades individuales varían. Consultar a un profesional de la salud para obtener asesoramiento personalizado es esencial.

Balance vitamínico

Las vitaminas influyen en numerosos procesos metabólicos y son, por lo tanto, relevantes para la función tiroidea. Especialmente las vitaminas liposolubles A, D, E y K juegan un papel importante en la producción y regulación hormonal. La vitamina D, por ejemplo, actúa indirectamente sobre la tiroides al regular la absorción de calcio, que a su vez es importante para la transmisión de señales dentro de las células [s62]. Una deficiencia de vitamina D puede afectar la función tiroidea y empeorar los síntomas de un hipotiroidismo. También la vitamina A participa en la producción de hormonas tiroideas y puede influir en la conversión de T4 en la hormona activa T3 en caso de deficiencia. Las vitaminas B solubles en agua son esenciales para el metabolismo energético y la función nerviosa, lo que influye indirectamente en la tiroides [s63]. Una deficiencia de vitaminas B puede causar fatiga, dificultades de concentración y otros síntomas que también pueden presentarse en el hipotiroidismo. Por lo tanto, es especialmente importante asegurar una ingesta adecuada de estas vitaminas. Una dieta rica en verduras de hoja verde (vitamina K y ácido fólico), nueces y semillas (vitamina E) así como pescado graso (vitamina D) puede mejorar el suministro de vitaminas. Además, la suplementación específica de ciertas vitaminas, como la vitamina D, puede ser útil en consulta con un médico, especialmente en los meses de invierno o en caso de deficiencia comprobada [s62]. Una dieta equilibrada con alimentos frescos y no procesados es la base para un suministro óptimo de vitaminas y apoya la función tiroidea. Este tipo de alimentación no solo ayuda a aliviar los síntomas del hipotiroidismo, sino que también promueve el bienestar general. Además de una dieta equilibrada, ciertos micronutrientes, como el zinc y el selenio, en combinación con una dieta reducida en calorías, pueden aumentar el metabolismo basal (RMR) en casos de sobrepeso y obesidad [s64]. Esto puede contribuir a la reducción de peso, lo que a su vez puede tener efectos positivos en la función tiroidea. La capacidad funcional mejorada, medida por el

Timed Up-and-Go-Test (TUG), también muestra efectos positivos en el rendimiento físico [s64]. Una combinación de cambio en la dieta y suplementación específica puede apoyar la función tiroidea y mejorar la calidad de vida. Sin embargo, es importante coordinar la ingesta de suplementos con un médico o nutricionista para evitar sobredosis e interacciones no deseadas. Un control regular del estado de vitaminas y minerales mediante análisis de sangre puede ayudar a detectar deficiencias a tiempo y tratarlas de manera específica [s63]. Así se puede elaborar un plan de alimentación individual que se ajuste a las necesidades personales y a la salud tiroidea.

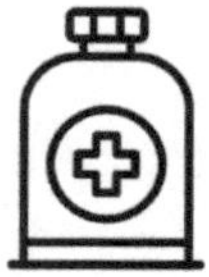

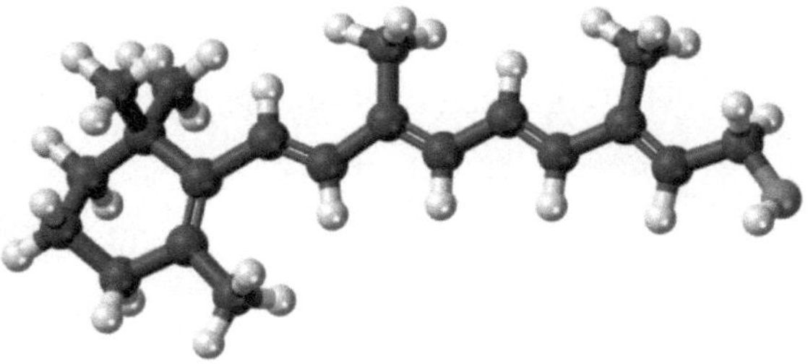

Vitamina A [i40]

Vitamina A

La vitamina A es importante para el sistema inmunológico y la diferenciación celular. Puede influir en la conversión de T4 a T3, las hormonas tiroideas activas. Una deficiencia puede causar piel seca y ceguera nocturna, ambos síntomas que pueden intensificarse en el hipotiroidismo.

Metabolismo basal (RMR)

El metabolismo basal (RMR) es la cantidad de energía que el cuerpo necesita en reposo. En el hipotiroidismo, el RMR a menudo está reducido, lo que puede llevar a un aumento de peso. Una dieta y suplementación específicas pueden ayudar a aumentar el RMR y apoyar la pérdida de peso.

Timed Up-and-Go-Test (TUG)

El Timed Up-and-Go-Test (TUG) es una prueba sencilla para evaluar la movilidad y el equilibrio. Se puede utilizar para evaluar la capacidad funcional de personas con hipotiroidismo, ya que a menudo sufren de debilidad muscular y trastornos del equilibrio.

Vitaminas B

Las vitaminas B son esenciales para el metabolismo energético y la función nerviosa. Una deficiencia puede causar fatiga, dificultades de concentración y otros síntomas neurológicos que pueden agravar los síntomas del hipotiroidismo.

Vitaminas Clave para la Salud de la Tiroides

Visualización de la ingesta de vitaminas para el apoyo de la tiroides.

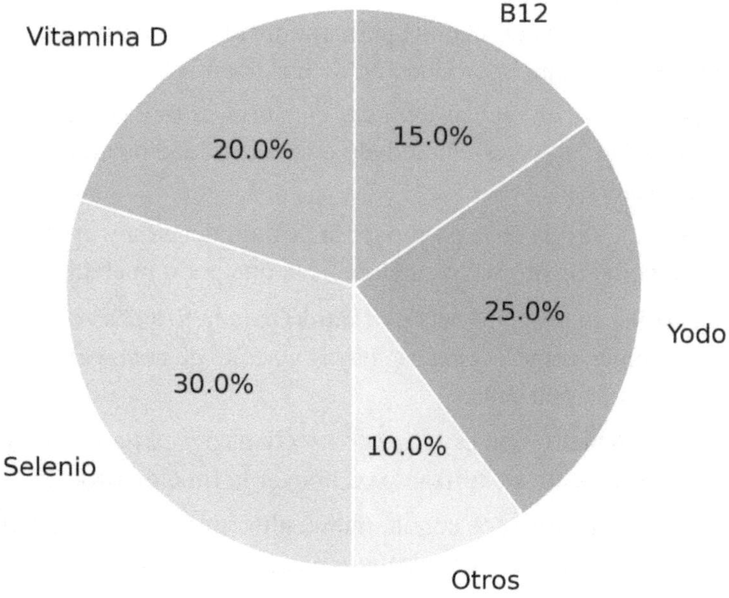

B12: Vitamina B12

Selenio: Selenio

Yodo: Yodo

Otros: Otras Vitaminas B y Zinc

Vitamina D: Vitamina D

Este gráfico destaca la importancia relativa de diferentes vitaminas en el apoyo a la función tiroidea. Si bien todas contribuyen, el selenio y el yodo son particularmente cruciales, lo que sugiere que centrarse en estos nutrientes en las elecciones dietéticas puede ser beneficioso para las personas con hipotiroidismo. También son importantes la vitamina D y las vitaminas B adecuadas, lo que indica que se recomienda un enfoque equilibrado para la ingesta de vitaminas.

Consejos concretos

- Imagina tu plan de comidas diario como una sinfonía que armoniza tu tiroides.
- Crea un "menú para la tiroides" con alimentos ricos en selenio, zinc y tirosina, como nueces de Brasil, semillas de calabaza y pescado.
- Varía tus fuentes de proteínas e integra regularmente legumbres, lentejas y quinoa en tu dieta para optimizar el suministro de aminoácidos para la producción de hormonas tiroideas.
- Experimenta con recetas de algas para apoyar tu ingesta de yodo de manera natural, pero ten cuidado con la cantidad de yodo si tienes hipertiroidismo.
- Bebe té de ortiga para promover la desintoxicación y apoyar la eliminación de productos metabólicos que podrían afectar la tiroides.
- Desarrolla tu propia receta de "batido para la tiroides" con ingredientes como espinacas, bayas y aceite de coco para optimizar tu ingesta de nutrientes.
- Refina tus platos con especias como cilantro y cardamomo, que tradicionalmente se utilizan para apoyar la función tiroidea.
- Enfócate en alimentos con un índice glucémico bajo para evitar fluctuaciones de azúcar en sangre que puedan afectar la tiroides.
- Incorpora pausas regulares entre comidas y evita picar constantemente para permitir que tu tiroides tenga períodos de recuperación.
- Disfruta de tus comidas con calma y atención plena para mejorar la digestión y la absorción de nutrientes.
- Intercambia ideas con otros afectados sobre conceptos de nutrición en hipertiroidismo y déjate inspirar por sus experiencias.

3. 3 Enfoques naturopáticos

Los enfoques de la medicina natural ofrecen diversas posibilidades para complementar la terapia convencional en casos de hipotiroidismo y aliviar síntomas como la fatiga. Las plantas medicinales, los procedimientos de desintoxicación y las terapias de regulación tienen como objetivo apoyar la función tiroidea de manera natural y restaurar el equilibrio hormonal. La eficacia de estos métodos es objeto de controversia y requiere más investigación. Descubra a continuación el potencial y las limitaciones de los procedimientos de medicina natural y cómo pueden ayudarle a mejorar su salud tiroidea.

Los enfoques de la medicina natural pueden complementar de manera útil la medicina convencional en problemas de tiroides, pero no la reemplazan. Es indispensable una evaluación médica exhaustiva y una planificación de tratamiento individualizada.

Aplicación de plantas medicinales

Las plantas medicinales pueden tener un efecto de apoyo en el hipotiroidismo al aliviar síntomas como la fatiga [s65]. Los estudios muestran que la aplicación de ciertas plantas medicinales puede modular la producción de hormonas tiroideas y, por lo tanto, mitigar los síntomas del hypothyreose [s66]. La combinación de diferentes enfoques médicos, incluida la medicina moderna, es una estrategia sensata para el diagnóstico y tratamiento [s67]. Así, las plantas medicinales pueden complementar la efectividad de las terapias convencionales y ofrecen una opción para los pacientes que no responden adecuadamente a los tratamientos convencionales [s68]. Un metaanálisis confirmó que los remedios herbales mejoraron los resultados de las pruebas de función tiroidea y afectaron positivamente los niveles hormonales [s67]. Se observaron efectos fuertes, moderados y leves en los respectivos niveles hormonales [s67]. Tres de los estudios investigados se centraron específicamente en las propiedades de ciertas plantas medicinales [s67]. Los medicamentos herbales pueden alterar significativamente los niveles hormonales al aumentar ciertas hormonas y disminuir otras [s68]. El efecto positivo de una planta comúnmente utilizada se atribuye a sus propiedades antioxidantes [s68]. La medicina coreana, que combina medicina herbal y acupuntura y se dirige al patrón de 'deficiencia de Yin y sobreactividad de Yang', podría ser una alternativa al tratamiento convencional [s66]. Sin embargo, es importante tener en cuenta que algunas plantas medicinales pueden inhibir la conversión de T4 a T3, debilitando así la acción de las hormonas tiroideas [s69]. La calidad de la evidencia sobre la efectividad de las plantas medicinales es a menudo baja, por lo que se necesita más investigación para confirmar la seguridad y efectividad [s69]. La combinación de plantas medicinales con otros métodos de tratamiento puede reducir las tasas de recaída y los efectos secundarios [s69]. Los fitonutrientes, como la curcumina y los

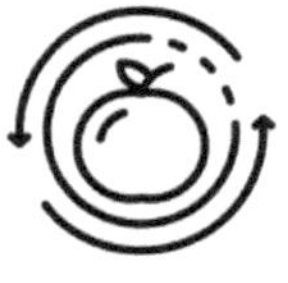

flavonoides, muestran propiedades prometedoras en la prevención y tratamiento de carcinomas tiroideos al inhibir el crecimiento celular y promover la muerte celular [s70]. Es esencial una evaluación exhaustiva de la función tiroidea por parte de un médico antes de aplicar plantas medicinales. La dosificación y aplicación deben ser individualizadas y discutidas con un terapeuta experimentado.

Bueno saber

Deficiencia de Yin y sobreactividad de Yang

Un concepto de la medicina tradicional china y coreana que describe un desequilibrio entre las dos fuerzas opuestas Yin (refrescante, calmante) y Yang (calentadora, activadora). En el hipotiroidismo, a menudo se asume una deficiencia de Yin y sobreactividad de Yang.

Fitonutrientes

Sustancias biológicamente activas de las plantas que se encuentran en frutas, verduras, hierbas y especias, y que pueden tener diversos beneficios para la salud, incluidas propiedades antioxidantes y antiinflamatorias.

Flavonoides

Un grupo de fitonutrientes que se encuentran en muchas plantas y que pueden tener propiedades antioxidantes, antiinflamatorias y anticancerígenas.

Medicina coreana

Un sistema médico tradicional que combina medicina herbal, acupuntura y otras terapias para restaurar el equilibrio en el cuerpo.

Procedimientos de drenaje

Los procedimientos de drenaje tienen como objetivo liberar al cuerpo de supuestas toxinas y desechos metabólicos que podrían estar relacionados con una hipotiroidismo. Mientras que algunos defensores de estos procedimientos enfatizan los efectos positivos sobre la función tiroidea, desde una perspectiva científica no hay suficientes pruebas que respalden su eficacia en el hipotiroidismo. Sin embargo, los procedimientos de drenaje gozan de cierta popularidad en la naturopatía y a menudo se utilizan como medida complementaria. Entre los métodos comunes se incluyen, entre otros, la sanación intestinal, tés depurativos para los riñones y la aplicación de agentes quelantes. La teoría detrás de estos procedimientos sostiene que las sustancias nocivas pueden afectar la función tiroidea y que su eliminación alivia la tiroides y mejora su función. Por ejemplo, una sanación intestinal debería optimizar la flora intestinal y, por lo tanto, mejorar la absorción de nutrientes importantes para la función tiroidea, como el zinc, el selenio, el magnesio y el hierro. Así, el magnesio apoya la absorción de yodo y la función mitocondrial, ambos procesos importantes para la producción de hormonas tiroideas. Por otro lado, una deficiencia de hierro puede afectar la actividad de la enzima peroxidasa tiroidea, que es esencial para la producción de hormonas tiroideas. Sin embargo, es importante enfatizar que estos nutrientes también pueden ser obtenidos a través de una dieta equilibrada y que la suplementación específica debe realizarse solo después de consultar a un médico o terapeuta. Los críticos de los procedimientos de drenaje señalan que el cuerpo cuenta con mecanismos de desintoxicación eficientes, como el hígado y los riñones, y que las eliminaciones artificiales pueden perturbar estos procesos naturales. Además, existe el riesgo de efectos secundarios, como la pérdida de minerales o problemas intestinales, en caso de una aplicación inadecuada. Por lo tanto, antes de optar por un procedimiento de drenaje, se debe investigar a fondo sobre los posibles riesgos y efectos secundarios y discutir la idoneidad de la medida con un médico. No se recomienda el uso exclusivo de procedimientos de drenaje para tratar el hipotiroidismo y no sustituyen la terapia médica necesaria.

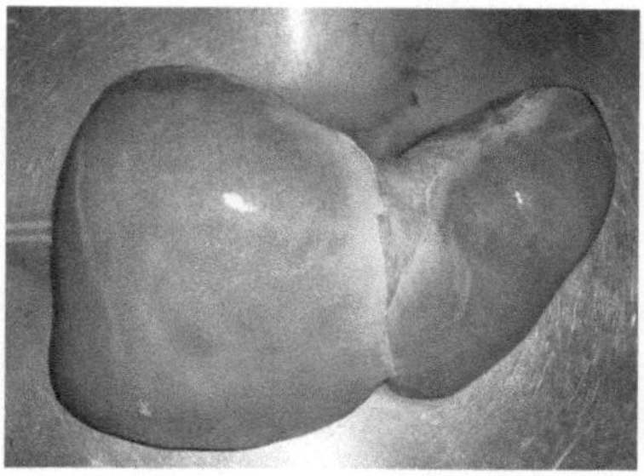

Hígado [i41]

Agentes quelantes

Los agentes quelantes son sustancias que se unen a metales en el cuerpo y promueven su eliminación. En la naturopatía, a veces se utilizan para eliminar metales pesados que se sospecha afectan la función tiroidea. Sin embargo, la aplicación de agentes quelantes debe realizarse solo bajo supervisión médica.

Procedimientos de drenaje

En la naturopatía, se utilizan procedimientos de drenaje para liberar al cuerpo de supuestas toxinas que pueden afectar la función tiroidea. Ejemplos de esto son la sanación intestinal, los tés depurativos para los riñones y los agentes quelantes. Sin embargo, es importante tener en cuenta que la eficacia de tales procedimientos no está científicamente comprobada y no deben sustituir una terapia médica prescrita.

Tés depurativos para los riñones

Los tés depurativos para los riñones se utilizan en la naturopatía para estimular la función renal y promover la eliminación de productos metabólicos. Se cree que esto apoya al cuerpo en la desintoxicación y puede influir positivamente en la función tiroidea de manera indirecta.

Distribución de los métodos de desintoxicación naturopática para el hipotiroidismo

Métodos de desintoxicación naturopática preferidos.

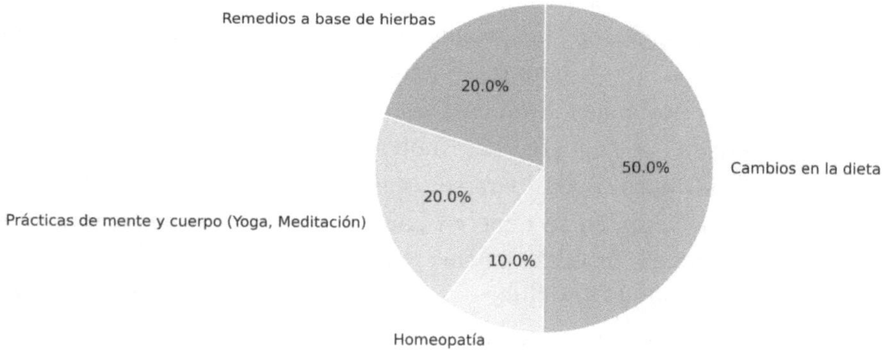

DIE: Cambios en la dieta

HOM: Homeopatía

MEN: Prácticas de mente y cuerpo (Yoga, Meditación)

REB: Remedios a base de hierbas

Este gráfico destaca la popularidad variable de los diferentes enfoques de desintoxicación naturopática para el hipotiroidismo. Los cambios en la dieta son el método más utilizado, lo que enfatiza la importancia de la nutrición en el tratamiento naturopático. Si bien los remedios a base de hierbas y la homeopatía también se emplean, representan porciones más pequeñas, lo que indica que pueden usarse como tratamientos complementarios o para las necesidades específicas del paciente. Las prácticas de mente y cuerpo, aunque menos comunes que los cambios en la dieta, todavía tienen una presencia significativa, lo que muestra la naturaleza holística de la atención naturopática.

Terapia de regulación

La terapia de regulación considera el cuerpo como un sistema complejo y tiene como objetivo apoyar los mecanismos de autorregulación, en lugar de tratar síntomas individuales [s71]. En el caso del hipotiroidismo, el enfoque se centra en restaurar el equilibrio natural en el sistema hormonal y metabólico. La alimentación y el estilo de vida juegan un papel central [s71]. Así, un cambio en la dieta, rica en nutrientes favorables para la tiroides, puede influir positivamente en la producción hormonal. Entre otros, una ingesta adecuada de vitaminas y minerales, que participan en la producción de hormonas tiroideas, como el selenio o el zinc, puede tener un efecto de apoyo. La suplementación específica de estos micronutrientes puede considerarse, tras consultar con un médico o terapeuta [s71]. También se tiene en cuenta la influencia del régimen de luz en la función tiroidea en la terapia de regulación [s71]. Las estancias regulares al aire libre y un suministro adecuado de vitamina D pueden modular la reacción autoinmune que juega un papel en algunas enfermedades tiroideas. La terapia de regulación a menudo integra diferentes enfoques naturopáticos, como la fitoterapia o la acupuntura [s72]. La combinación de diferentes formas de terapia puede lograr efectos sinérgicos y activar las fuerzas de autocuración del cuerpo [s72]. Sin embargo, la composición exacta de estas terapias combinadas y sus mecanismos de acción aún son objeto de más investigación [s72]. Por lo tanto, es esencial discutir la aplicación de terapias de regulación con un terapeuta experimentado y adaptar el tratamiento a las necesidades individuales del paciente.

Bueno saber

Efectos sinérgicos

Los efectos sinérgicos se producen cuando la combinación de diferentes terapias logra un efecto más fuerte que la suma de los efectos individuales. En la terapia de regulación, a menudo se combinan varios enfoques para maximizar las fuerzas de autocuración.

Mecanismos de autorregulación

Los mecanismos de autorregulación del cuerpo son procesos que sirven para mantener un equilibrio interno (homeostasis). En el caso del hipotiroidismo, estos mecanismos pueden estar alterados y la terapia de regulación tiene como objetivo restaurarlos.

Progreso Hipotético de la Regulación de la Tiroides

Niveles de TSH simulados durante el tratamiento naturopático para el hipotiroidismo.

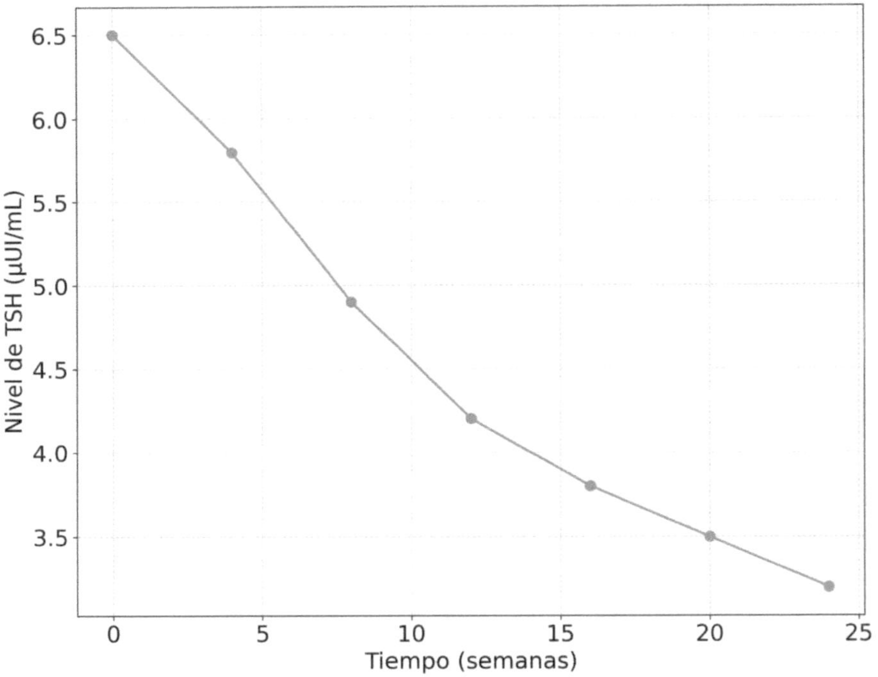

Esta gráfica ilustra una posible respuesta positiva al tratamiento naturopático para el hipotiroidismo. Inicialmente, los niveles de TSH están elevados, lo que indica una tiroides hipoactiva. Con el tiempo, los niveles de TSH disminuyen, lo que sugiere una mejor función tiroidea y un avance hacia un equilibrio hormonal saludable. El monitoreo constante es esencial para evaluar la efectividad a largo plazo de la terapia.

Consejos concretos

- Toque suavemente con las yemas de los dedos su área del cuello y visualice cómo el contacto armoniza su tiroides.
- Cree una mezcla de té de melisa, verbena de limón y flor de la pasión para calmar sus nervios y apoyar indirectamente la función tiroidea.
- Acuéstese diariamente durante 10 minutos con un paño de lino fresco alrededor del cuello para calmar la tiroides hiperactiva.
- Respire profundamente e imagine cómo con cada inhalación fluye energía refrescante hacia su tiroides y la regula suavemente.
- Busque un terapeuta experimentado en Medicina Natural Europea Tradicional (TEN) y consulte sobre enfoques naturales individuales para el hipertiroidismo.
- Infórmese sobre la flor de Bach "Verbena" y verifique si puede ayudarle con su posible inquietud interna y su impulso de perfección.
- Pase tiempo en la naturaleza y concéntrese en el verde tranquilizador de los árboles, que puede tener un efecto equilibrante sobre la tiroides.
- Escuche música relajante con sonidos de la naturaleza para calmar su sistema nervioso y armonizar indirectamente la función tiroidea.
- Beba agua tibia con un chorrito de jugo de limón por la mañana para estimular su metabolismo y apoyar la función de desintoxicación del hígado.
- Visualice su tiroides como una flor que se cierra lentamente y encuentra la calma.

Revisión - 3. Hipertiroidismo

Una hiperactividad tiroidea, conocida médicamente como tirotóxicosis, puede desestabilizar su cuerpo y manifestarse de diversas maneras. Además de los síntomas clásicos como palpitaciones, pérdida de peso, nerviosismo y sensibilidad al calor, también pueden aparecer molestias inespecíficas como trastornos del sueño, dificultades de concentración o problemas digestivos. El desafío radica en tomar en serio estas señales de su cuerpo y optar por un enfoque integral para el tratamiento que considere sus necesidades individuales. La medicina convencional ofrece terapias efectivas, pero complementariamente, usted puede contribuir activamente a su bienestar.

Un primer paso para mejorar su estado en caso de hiperactividad tiroidea es diseñar conscientemente su alimentación. Preste atención a una adecuada ingesta de nutrientes importantes, especialmente aquellos que participan en la producción de hormonas tiroideas. Esto incluye, por ejemplo, selenio, zinc y hierro. Integre alimentos como nueces de Brasil, productos integrales y legumbres en su dieta. Al mismo tiempo, debe reducir los alimentos que pueden estimular aún más la tiroides, como las bebidas con cafeína o los alimentos con alto contenido de yodo. Idealmente, discuta su cambio de dieta con un nutricionista o un médico especializado en enfermedades tiroideas para considerar su situación individual de manera óptima.

Además de la alimentación, su estilo de vida también juega un papel importante. El estrés puede agravar la hiperactividad tiroidea. Por lo tanto, debe desarrollar estrategias para manejar el estrés e integrarlas en su vida diaria. Técnicas de relajación como el yoga, la meditación o el entrenamiento autógeno pueden ayudarle a encontrar la calma interior y calmar su sistema nervioso. También el ejercicio regular al aire libre, adaptado a su condición física, puede reducir el estrés y aumentar su bienestar. Preste atención a tener suficientes períodos de descanso y evite el sobreesfuerzo. Un ritmo equilibrado de actividad y recuperación es crucial para su equilibrio hormonal.

Enfrentarse a su hiperactividad tiroidea puede ser un desafío, pero también ofrece la oportunidad de cambiar positivamente sus hábitos de vida y tomar el control de su salud. Escuche las señales de su cuerpo, busque el diálogo con sus médicos tratantes y no dude en considerar enfoques terapéuticos complementarios. Con paciencia, atención y el apoyo adecuado, puede controlar su hiperactividad tiroidea y mejorar su calidad de vida de manera sostenible. Invierta en su salud: ¡vale la pena!

4. Tiroiditis de Hashimoto

¿Por qué muchas personas con tiroiditis de Hashimoto se sienten exhaustas y sin energía a pesar de la medicación? La enfermedad autoinmune de la tiroides presenta desafíos especiales tanto para los afectados como para los médicos, ya que los enfoques de tratamiento clásicos a menudo no son suficientes. Además de la terapia convencional, existen numerosos métodos naturales para regular el sistema inmunológico y apoyar la función tiroidea. La combinación de diversas estrategias de tratamiento abre nuevas perspectivas para un proceso de curación activo. En este capítulo, descubrirá cómo activar de manera específica sus fuerzas de autocuración y influir positivamente en el curso de la enfermedad.

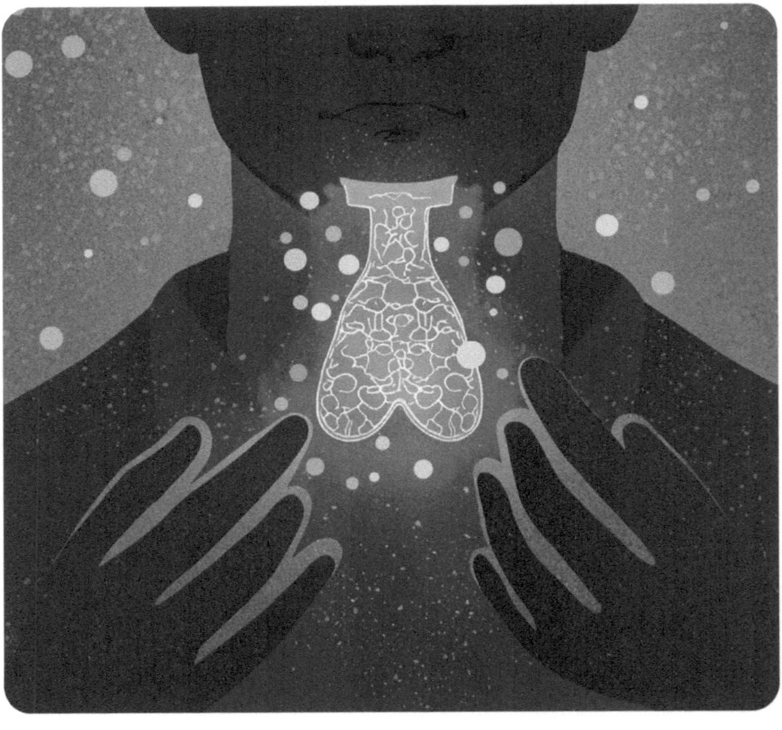

4. 1 Procesos autoinmunes

En la tiroiditis de Hashimoto, el sistema inmunológico ataca la glándula tiroides, lo que conduce a una inflamación crónica y daño tisular. Esta reacción autoinmune se ve influenciada por diversos factores, incluidos la predisposición genética, factores ambientales y el estilo de vida. Las consecuencias varían desde un hipertiroidismo inicial hasta un hipotiroidismo manifiesto con sus múltiples síntomas. La disfunción del sistema inmunológico en Hashimoto se manifiesta en la formación de autoanticuerpos y la infiltración de linfocitos en el tejido tiroideo. Estos procesos pueden tener efectos sistémicos y aumentar el riesgo de otras enfermedades. Comprender estos complejos procesos es fundamental para un enfoque terapéutico integral. Descubra en este capítulo cómo se originan los procesos autoinmunes en la tiroiditis de Hashimoto y qué papel desempeñan en la evolución de la enfermedad.

La tiroiditis de Hashimoto es una enfermedad autoinmune compleja en la que la predisposición genética, los factores ambientales y el estilo de vida interactúan y, a través de mecanismos inflamatorios, conducen a la destrucción del tejido tiroideo.

Mecanismos inflamatorios

Los mecanismos inflamatorios son el núcleo de las enfermedades autoinmunes de la tiroides. En la hashimotothyreoiditis, la forma más común de hipotiroidismo de origen autoinmune, el sistema inmunológico ataca erróneamente la tiroides [s73]. Esto conduce a una inflamación crónica y, en última instancia, a la destrucción del tejido tiroideo. Esta disfunción del sistema inmunológico se basa en una compleja interacción de diversos factores. La predisposición genética, los factores ambientales y el estilo de vida influyen en la disfunción inmunológica y contribuyen a la destrucción de la tiroides [s74]. Por ejemplo, ciertos alimentos que contienen sustancias proinflamatorias pueden afectar negativamente la salud intestinal y, a través de una mayor permeabilidad intestinal (también conocida como "Leaky Gut"), favorecer la aparición de reacciones autoinmunes [s74]. La inflamación que se produce en el intestino puede extenderse a la tiroides y agravar la enfermedad. Además, las toxinas ambientales, como cianotoxinas, pueden afectar directamente la función tiroidea [s74]. La reacción autoinmune en Hashimoto implica la infiltración de linfocitos, un tipo de glóbulo blanco, en el tejido tiroideo [s73]. Estos linfocitos producen autoanticuerpos que se dirigen contra las estructuras tiroideas del propio cuerpo [s75] [s76]. Los anticuerpos se unen a las células tiroideas y desencadenan reacciones inflamatorias que, en última instancia, conducen a la destrucción de las células [s75]. Los anticuerpos contra tiroidoperoxidasa (anti-TPO), una enzima involucrada en la producción de hormonas tiroideas, son especialmente comunes [s76]. La tolerancia central, un mecanismo importante del sistema inmunológico que normalmente evita que el sistema inmunológico ataque las células del propio cuerpo, está alterada en las enfermedades autoinmunes [s77]. En el timo, un órgano del sistema inmunológico, las células precursoras linfoides normalmente pasan por una selección en la que se eliminan las células autorreactivas [s77]. En Hashimoto, este proceso está alterado, lo que lleva a la aparición de células T autorreactivas que atacan la tiroides [s77]. Las citoquinas proinflamatorias, mensajeros del sistema inmunológico, como la interleucina-6 (IL-6) y factor de necrosis tumoral-alfa (TNF-α), juegan un papel importante en la reacción inflamatoria y contribuyen al daño tisular [s73]. La inflamación crónica puede ir más allá de la tiroides y tener efectos sistémicos, como un mayor riesgo de enfermedades cardiovasculares y deterioro cognitivo [s73]. También se ha asociado la deficiencia de vitamina D con una mayor prevalencia de autoinmunidad tiroidea, ya que la vitamina D modula la respuesta inmunitaria y puede reducir la inflamación [s78]. Por lo tanto, una suplementación con vitamina D podría reducir los títulos de anticuerpos contra antígenos tiroideos y mitigar la inflamación [s78].

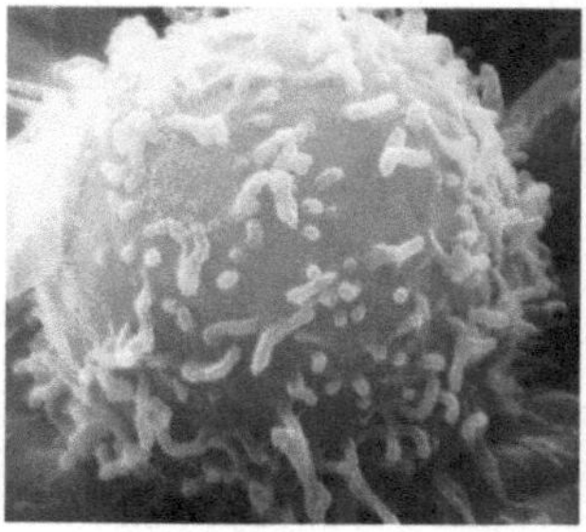

Linfocito [i42]

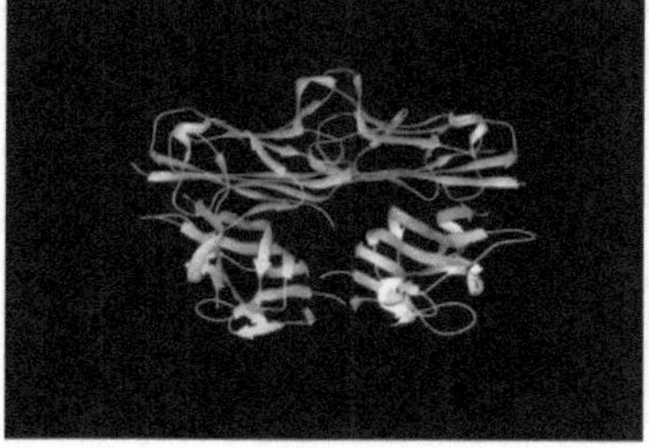

Factor de necrosis tumoral alfa (TNF-α) [i43]

Bueno saber

Autoanticuerpos

Anticuerpos producidos por el sistema inmunológico que se dirigen contra tejidos u órganos del propio cuerpo, en lugar de contra sustancias extrañas como bacterias o virus.

Factor de necrosis tumoral-alfa (TNF-α)

Una citoquina que participa en reacciones inflamatorias y en la regulación del crecimiento celular. TNF-α juega un papel en la aparición de enfermedades autoinmunes.

Linfocitos

Un tipo de glóbulo blanco que juega un papel importante en el sistema inmunológico. Reconocen y combaten patógenos y otras sustancias dañinas.

Leaky Gut

Un estado en el que la mucosa intestinal se vuelve más permeable y sustancias no deseadas como bacterias, toxinas y componentes alimentarios pueden ingresar al torrente sanguíneo. Esto puede promover inflamaciones y reacciones autoinmunes.

Tiroidoperoxidasa (TPO)

Una enzima en la tiroides que participa en la formación de hormonas tiroideas. Los anticuerpos contra TPO (anti-TPO) son un marcador común para la tiroiditis de Hashimoto.

Progresión hipotética de marcadores inflamatorios

Niveles ilustrativos de marcadores inflamatorios durante el tratamiento de la tiroiditis autoinmune.

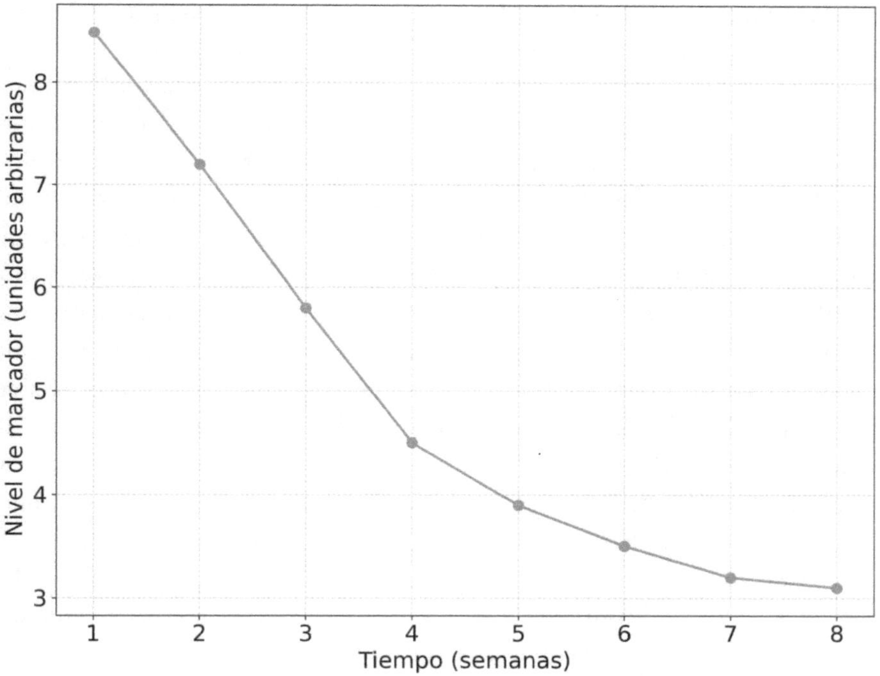

Este gráfico muestra una reducción hipotética de los marcadores inflamatorios después de una intervención terapéutica. Los marcadores inicialmente elevados disminuyen gradualmente, lo que sugiere una respuesta positiva a la terapia. El efecto de meseta hacia el final podría indicar que el tratamiento se acerca a su máxima efectividad o la necesidad de ajustar la terapia.

Formas de evolución

Hashimotothyreoiditis no siempre tiene un curso uniforme, sino que presenta diversas manifestaciones. La presentación clínica varía desde una hiperfunción inicial (hashitoxicosis) hasta una función tiroidea normal (eutiroidea) y, finalmente, a una hipofunción (hipotiroidismo) [s79]. Estas diferentes fases reflejan el proceso de destrucción progresiva del tejido tiroideo. Al inicio de la enfermedad, puede haber una liberación temporal de grandes cantidades de hormonas tiroideas debido al daño de las células tiroideas, lo que conduce a una hashitoxicosis [s79]. En esta fase, pueden aparecer síntomas de hiperfunción tiroidea, aunque finalmente se amenaza con una hipofunción. A medida que avanza la enfermedad, la función tiroidea puede normalizarse (eutiroidea). En esta etapa, los valores tiroideos están dentro del rango normal, pero se pueden detectar anticuerpos TPO y/o la tiroides muestra cambios típicos en la ecografía [s79]. Esta fase puede interpretarse como un precursor del hipotiroidismo manifiesto. Finalmente, en la etapa avanzada, se presenta el hipotiroidismo con los síntomas típicos. Sin embargo, el diagnóstico puede ser complicado, ya que la destrucción de las células tiroideas y, por ende, la liberación de hormonas puede ocurrir en fases. Así, al inicio de la enfermedad, a pesar de la progresiva reacción autoinmune, pueden presentarse valores tiroideos normales o incluso signos de hiperfunción [s80]. La confirmación clara de Hashimoto se logra mediante la combinación de valores tiroideos (TSH, fT4), la detección de anticuerpos TPO y la ecografía. Un subklinische_hypothyreose, definido por valores elevados de TSH con valores de fT4 aún normales, representa una forma de evolución particular. Aquí, la necesidad de tratamiento es controvertida y depende del valor de TSH [s79]. Un valor de TSH elevado por encima de 4 mU/l debe ser evaluado por un especialista y, si es necesario, tratado, incluso en pacientes asintomáticos.

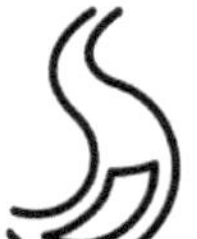

Progresión de las Enfermedades Tiroideas Autoinmunes

Distribución de los patrones comunes de progresión de la enfermedad tiroidea autoinmune.

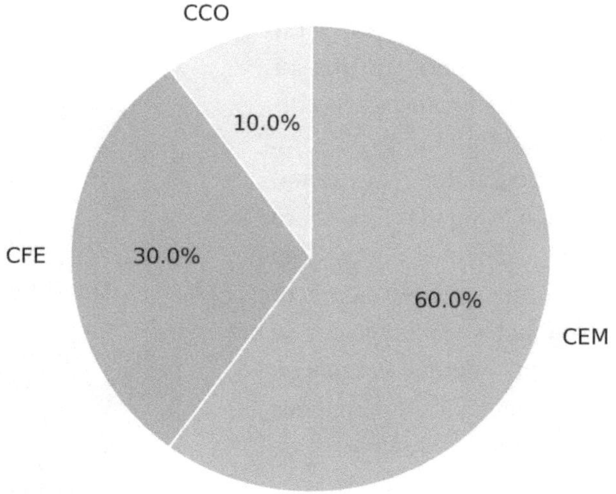

- CCO: Curso Constantemente Progresivo (declive continuo)
- CEM: Curso Monofásico (episodio único)
- CFE: Curso Fluctuante (períodos de remisión y recaída)

La mayoría de los pacientes experimentan un curso fluctuante (CFE) caracterizado por períodos de remisión y recaída. Si bien un porcentaje menor experimenta un curso constantemente progresivo (CCO), es importante tener en cuenta que incluso un pequeño segmento que experimenta un curso monofásico (CEM) destaca la variabilidad en la progresión de la enfermedad y la necesidad de enfoques de tratamiento individualizados. Comprender estos diferentes patrones de progresión puede orientar las estrategias de tratamiento y mejorar los resultados de los pacientes.

Complicaciones

Una hipotiroidismo, a menudo consecuencia de procesos autoinmunes, puede dar lugar a diversas enfermedades secundarias. Así, las personas afectadas tienen un mayor riesgo de desarrollar otras enfermedades autoinmunes, un fenómeno conocido como poliautoimmunidad [s81]. Esto significa que, además de la hashimotothyreoiditis, pueden aparecer otras enfermedades como la enfermedad celíaca, anemia perniciosa o ciertas enfermedades hepáticas [s82]. La tiroides influye en numerosos procesos metabólicos, por lo que una disfunción puede tener consecuencias de gran alcance. Así, la prevalencia de trastornos de la función tiroidea es mayor en personas con diabetes mellitus tipo 1 y 2 que en la población general [s83]. Un hipertiroidismo puede agravar las enfermedades diabéticas existentes, mientras que un hipotiroidismo puede reducir la necesidad de insulina y aumentar la sensibilidad a la insulina, lo que a su vez puede llevar a hipoglucemia [s83]. Por lo tanto, es esencial un monitoreo cuidadoso y un ajuste de la terapia diabética en caso de enfermedad tiroidea concomitante. Un ejemplo de esto es el control regular de los niveles de glucosa en sangre y, si es necesario, el ajuste de la dosis de insulina tras la normalización de la

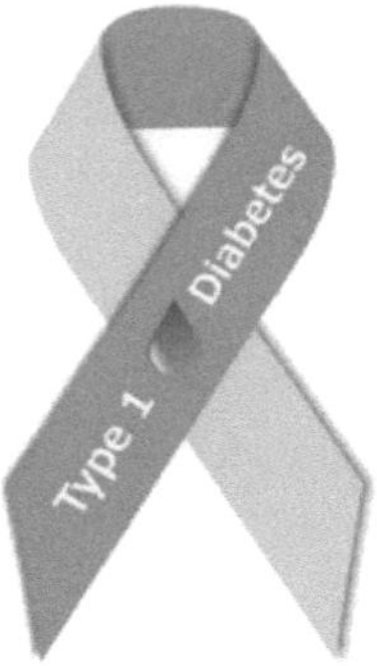

Diabetes mellitus tipo 1 [i44]

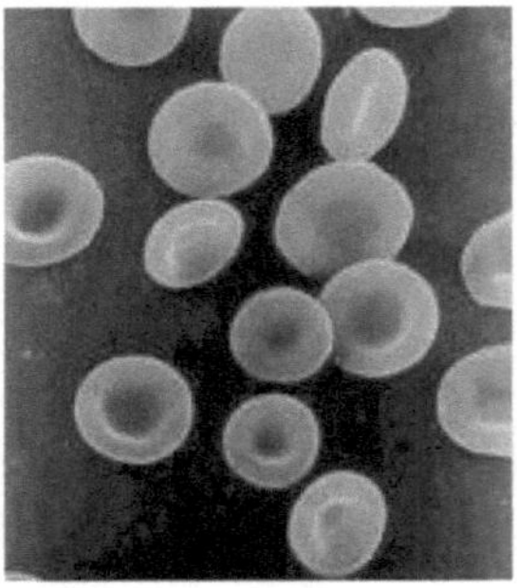

Anemia perniciosa [i45]

función tiroidea. También se discute la aparición de cáncer de tiroides en relación con procesos autoinmunes, aunque el papel de los autoanticuerpos tiroideos en este proceso aún no está completamente aclarado [s84]. La investigación sobre las complejas interacciones entre el hipotiroidismo y otras enfermedades sigue siendo objeto de intensos estudios científicos.

Bueno saber

Autoanticuerpos tiroideos
Anticuerpos que el sistema inmunológico produce contra el tejido tiroideo del propio cuerpo. Juegan un papel importante en la aparición y el curso de enfermedades autoinmunes de la tiroides, como la tiroiditis de Hashimoto. La presencia de autoanticuerpos tiroideos puede indicar un mayor riesgo de enfermedades tiroideas.

Poliautoimmunidad
La aparición simultánea de varias enfermedades autoinmunes en una persona. En el caso de un hipotiroidismo debido a la tiroiditis de Hashimoto, aumenta el riesgo de desarrollar otras enfermedades autoinmunes como la artritis reumatoide o el lupus.

Complicaciones de la enfermedad tiroidea autoinmune

Severidad y frecuencia de las complicaciones relacionadas con las enfermedades tiroideas autoinmunes.

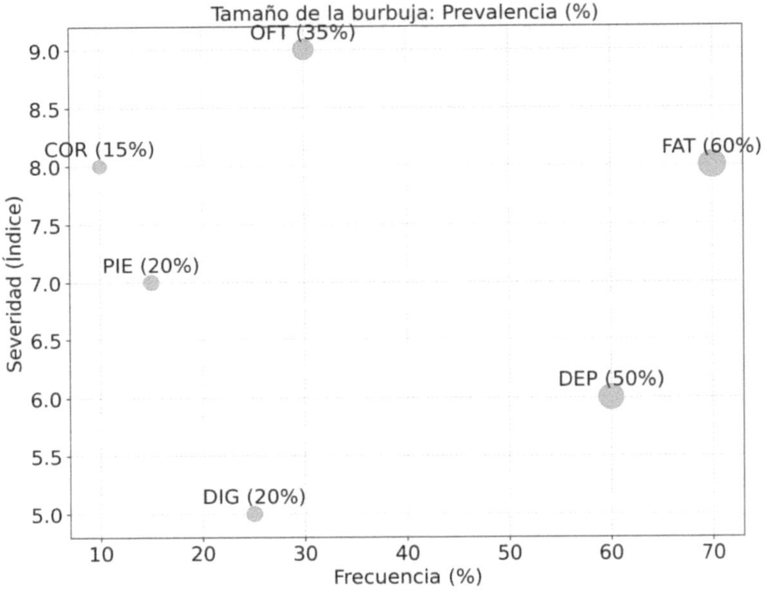

Blasengröße: Prevalencia (%)

COR: Problemas cardíacos

DIG: Problemas digestivos

OFT: Oftalmopatía de Graves

DEP: Depresión

FAT: Fatiga

PIE: Problemas de la piel

Este gráfico visualiza la relación entre la frecuencia y la severidad de diversas complicaciones asociadas con las enfermedades tiroideas autoinmunes. Las burbujas más grandes indican una mayor frecuencia de ocurrencia. Una posición vertical más alta representa una mayor severidad. Por ejemplo, 'OFT' (oftalmopatía de Graves) aparece con frecuencia y puede ser bastante severa, mientras que 'COR' (problemas cardíacos) puede ser menos frecuente, pero aún tiene un alto nivel de severidad. 'DEP' (depresión) y 'FAT' (fatiga) son frecuentes, pero generalmente menos severas en comparación con otras complicaciones.

Consejos concretos

- Visualiza diariamente las fuerzas de autocuración de tu cuerpo y confía en la capacidad de tu tiroides para regenerarse.
- Desarrolla un sentimiento de gratitud hacia tu tiroides y todas las funciones que realiza para tu cuerpo.
- Enfoca tu atención en pensamientos positivos y afirmaciones que fortalezcan tu tiroides y calmen los procesos autoinmunes.
- Imagina cómo tu sistema inmunológico trabaja en armonía con tu tiroides y la protege, en lugar de atacarla.
- Visualiza cómo la inflamación en tu tiroides disminuye y el tejido sano vuelve a crecer.
- Respira profundamente y visualiza cómo con cada inhalación fluye energía sanadora hacia tu tiroides.
- Dirige tu atención conscientemente hacia tu cuello y envía energía positiva y calor a tu tiroides.
- Medita regularmente para encontrar tu paz interior y armonizar los procesos autoinmunes.
- Practica yoga o tai chi para mejorar tu percepción corporal y armonizar los flujos de energía en tu cuerpo.
- Pasa tiempo en la naturaleza y permite que el poder sanador de la naturaleza actúe sobre tu tiroides.
- Busca una actividad creativa que te brinde alegría y te ayude a reducir el estrés y apoyar tu tiroides.
- Cultiva relaciones sociales positivas y comparte tus experiencias sobre los procesos autoinmunes con otros afectados.

4. 2 Estrategias terapéuticas

En la tiroiditis de Hashimoto, la elección de la estrategia terapéutica adecuada representa un desafío particular. La terapia estándar con levotiroxina no es óptima para todos los pacientes, y la alimentación y el sistema inmunológico también juegan un papel importante. Por lo tanto, un tratamiento exitoso requiere un enfoque individual que considere diversos factores. Este capítulo examina las diferentes estrategias terapéuticas y le ofrece una guía para su tratamiento personal.

Una terapia exitosa para Hashimoto y el hipotiroidismo requiere un enfoque individualizado que considere tanto el tratamiento farmacológico como la nutrición y, en el caso de enfermedades autoinmunes, la inmunomodulación.

Tratamiento farmacológico

El tratamiento farmacológico de la hipotiroidismo se centra en compensar la deficiencia hormonal mediante la administración de hormona tiroidea sintética. Levotiroxina (LT4) es el medicamento estándar y es bien tolerado por la mayoría de los pacientes [s85]. La dosificación inicial se basa en factores como la función tiroidea restante, el peso corporal y el valor de TSH deseado [s86]. Al igual que con el ajuste de un medicamento para la hipertensión, la dosis de levotiroxina debe ajustarse individualmente y controlarse aproximadamente seis semanas después según el valor de TSH [s86]. La administración debe realizarse por la mañana en ayunas para garantizar la óptima absorción del medicamento [s86]. Varios factores, incluidos el embarazo, fluctuaciones de peso, edad, otros medicamentos o ciertas enfermedades, pueden influir en la dosis necesaria y pueden requerir un ajuste [s86]. Por lo tanto, un seguimiento médico cercano es esencial para evitar tanto la subdosificación como la sobredosificación y para adaptar la terapia a las necesidades individuales [s86]. Aunque LT4 representa la terapia estándar, el 10-20 % de los pacientes no responde completamente [s85]. Para estos pacientes, una terapia combinada de LT4 y Liotironina (LT3) puede ser una opción [s85]. La transición se realiza reduciendo la dosis de LT4 y introduciendo simultáneamente LT3, buscando una relación específica entre las dos hormonas [s85]. Aunque los estudios muestran que la terapia combinada no es generalmente más efectiva que la monoterapia con LT4, muchos pacientes prefieren la combinación [s85]. La investigación también trabaja en el desarrollo de formulaciones de LT3 de liberación lenta para minimizar las fluctuaciones en los niveles hormonales, así como en nuevos enfoques para restaurar de manera específica la acción hormonal en ciertos tejidos [s85].

Bueno saber

Terapia combinada

La aplicación simultánea de levotiroxina (LT4) y liotironina (LT3) en el hipotiroidismo. Esta forma de terapia puede ser considerada para pacientes que no responden de manera óptima solo a la levotiroxina.

Eficacia de la medicación tiroidea y los enfoques naturales

Comparación de la eficacia del tratamiento

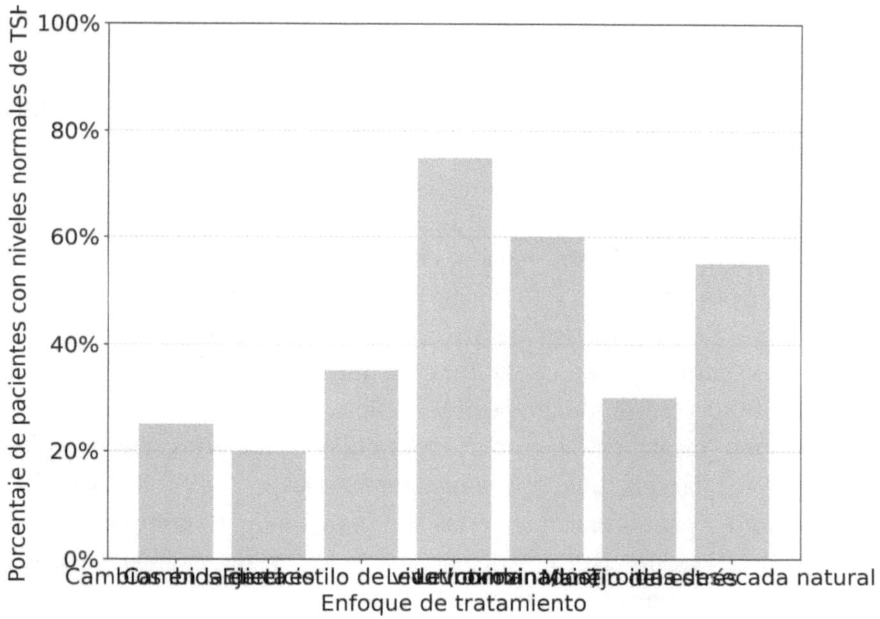

CD: Cambios en la dieta

CVEL: Cambios en el estilo de vida (combinados)

Ej: Ejercicio

LEV: Levotiroxina

LT4/T3: Levotiroxina/Liotironina

ME: Manejo del estrés

TND: Tiroides desecada natural

Si bien la levotiroxina muestra la tasa más alta de normalización de la TSH, la terapia combinada y algunos enfoques naturales demuestran una eficacia moderada. Los cambios en el estilo de vida por sí solos parecen menos efectivos para lograr niveles normales de TSH. Esto sugiere que la medicación convencional suele ser la más eficaz, pero las terapias combinadas y algunos enfoques naturales pueden ofrecer opciones alternativas para algunas personas. Se necesita más investigación para determinar la eficacia y seguridad a largo plazo de estos enfoques.

Cambio de alimentación

Una dieta adaptada puede apoyar el tratamiento de la hipotiroidismo, centrándose especialmente en la ingesta de yodo. El yodo es esencial para la producción de hormonas tiroideas [s87] [s88]. Sin embargo, algunos pacientes, como aquellos con enfermedades autoinmunes como hashimotothyreoiditis, son sensibles al yodo. Una ingesta excesiva de yodo puede agravar el hipotiroidismo [s87]. Por lo tanto, es importante ajustar la ingesta de yodo de manera individual con el médico. Los alimentos ricos en yodo, como los mariscos y la sal yodada, deben consumirse con precaución, y los suplementos de yodo solo deben tomarse tras consultar a un médico [s87] [s88]. Los resultados de investigaciones recientes sugieren más conexiones entre la dieta y la función tiroidea [s89] [s90]. Así, una dieta vegana, a pesar de la posible deficiencia de yodo, podría estar asociada con un menor riesgo de hipotiroidismo, mientras que una dieta lacto-ovo-vegetariana tiende a aumentar el riesgo [s89]. Se necesitan más estudios para confirmar estas observaciones y comprender los mecanismos exactos [s90]. Además del yodo y de formas dietéticas específicas, también se investiga la influencia del gluten, laktose y ciertos alimentos como el comino negro en la función tiroidea [s90]. Los hallazgos actuales sugieren que una estrategia dietética individualizada que considere el contenido de yodo y se ajuste a cada paciente puede complementar de manera efectiva el tratamiento del hipotiroidismo.

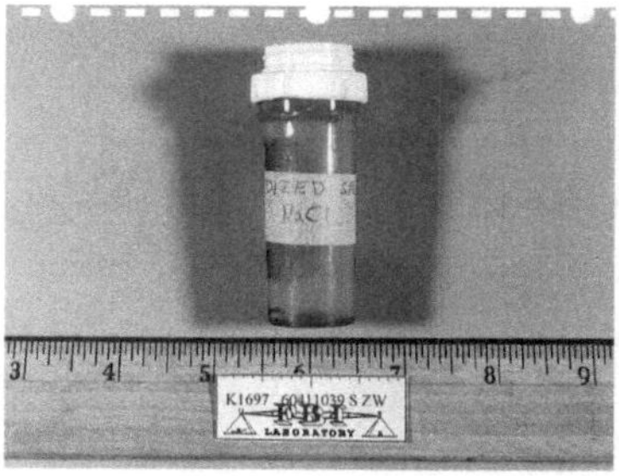

Sal de mesa [i46]

Bueno saber

Dieta lacto-ovo-vegetariana

En una dieta lacto-ovo-vegetariana se consumen productos lácteos y huevos, pero no carne ni pescado. En relación con el hipotiroidismo, es importante asegurar una ingesta adecuada de yodo, que se puede lograr a través del consumo de sal yodada, productos lácteos y huevos.

Inmunomodulación

En enfermedades autoinmunitarias de la tiroides como hashimotothyreoiditis, la inmunomodulación es el enfoque principal, ya que aquí el sistema inmunológico ataca erróneamente la propia tiroides. A través de medidas específicas, se puede influir en esta respuesta inmunitaria desorientada y así cambiar positivamente el curso de la enfermedad [s91]. Un punto de intervención radica en la alimentación. La ingesta específica de ciertos nutrientes puede ayudar a regular las reacciones inflamatorias y apoyar la función tiroidea [s91]. Un cambio en la dieta, adaptado a las necesidades individuales del paciente, puede complementar de manera efectiva la terapia medicamentosa. Estudios sugieren, por ejemplo, que la reducción de alimentos proinflamatorios y el aumento de nutrientes con efectos antiinflamatorios pueden tener efectos positivos en el curso de la enfermedad. Se puede considerar una dieta rica en verduras frescas, frutas, aceites de alta calidad y proteínas, mientras que se reducen los alimentos altamente procesados, el azúcar y las grasas no saludables. A través de tales estrategias dietéticas, no solo se puede influir en la actividad inflamatoria, sino también en la reactividad de los autoanticuerpos, que juegan un papel central en Hashimoto [s91]. Este tipo de alimentación puede ayudar a ralentizar la destrucción progresiva del tejido tiroideo y mejorar la calidad de vida de los afectados [s91]. Mientras que la inmunomodulación a través de la alimentación juega un papel importante en las enfermedades autoinmunitarias de la tiroides, la inmunoterapia también se aplica en ciertos tipos de cáncer de tiroides, especialmente en casos avanzados de carcinomas foliculares y carcinomas medulares de tiroides [s92]. En este caso, se utilizan medicamentos especiales que activan el sistema inmunológico y combaten así las células cancerosas.

Bueno saber

carcinomas foliculares

Los carcinomas foliculares son un tipo de cáncer de tiroides que se origina en las células foliculares de la tiroides. La inmunoterapia puede considerarse en casos avanzados para controlar el crecimiento del tumor.

carcinomas medulares de tiroides

Los carcinomas medulares de tiroides son una forma rara de cáncer de tiroides que se origina en las células C de la tiroides. La inmunoterapia puede utilizarse en casos avanzados para ralentizar la progresión de la enfermedad.

Cambios en los Parámetros Inmunitarios Durante la Terapia Inmunomoduladora

Ilustra el impacto teórico de la terapia inmunomoduladora en los parámetros inmunitarios clave en el hipotiroidismo.

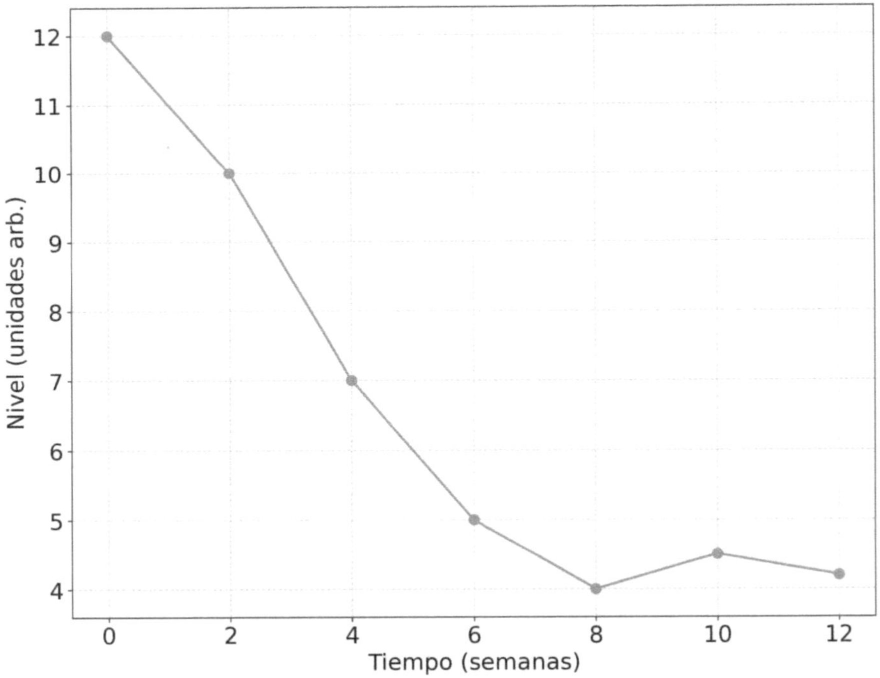

El gráfico indica una posible respuesta positiva a la terapia, con niveles de TSH normalizándose y marcadores inmunitarios cambiando hacia un estado equilibrado. Si bien pueden ocurrir fluctuaciones iniciales, la tendencia general sugiere una mejor función inmunitaria y regulación de la hormona tiroidea a lo largo del tiempo. Esto respalda los beneficios potenciales de la inmunomodulación como estrategia terapéutica para el hipotiroidismo.

Consejos concretos

- Integra la acupresión en tu vida diaria y estimula puntos como el intestino grueso-4, que tradicionalmente se asocia con la función inmunológica.
- Aprende entrenamiento autógeno para influir específicamente en la circulación y la relajación en la zona del cuello, apoyando así la tiroides.
- Asocia la toma de tus medicamentos para la tiroides con un ritual positivo para potenciar su efecto y hacer la terapia más placentera.
- Prueba la acupresión de golpecitos para liberar bloqueos emocionales que podrían afectar la función tiroidea.
- Desarrolla una estrategia de autoconversación positiva para cambiar patrones de pensamiento negativos relacionados con tu tiroiditis de Hashimoto.
- Crea un oasis de bienestar en tu hogar donde puedas relajarte y reducir el estrés para fortalecer tu sistema inmunológico.
- Experimenta con diferentes técnicas de respiración para mejorar el suministro de oxígeno a tu tiroides y aumentar tu bienestar.
- Busca el intercambio con otros afectados en grupos de autoayuda o foros en línea para apoyarse mutuamente y recibir nuevos impulsos.
- Descubre el mundo de las fragancias y utiliza aceites esenciales como lavanda o bergamota para elevar tu ánimo y mejorar tu bienestar.
- Regálate regularmente pequeños momentos de pausa en tu vida diaria para recargar energías y aliviar tu tiroides.
- Aprende a establecer tus límites y a decir no para evitar la sobrecarga y proteger tu tiroides.

4. 3 Métodos de curación holísticos

La tiroiditis de Hashimoto a menudo requiere más que solo la terapia estándar. Los métodos de sanación holística consideran al ser humano como una unidad de cuerpo, mente y alma, ofreciendo así la oportunidad de abordar de manera más integral las causas y síntomas de la enfermedad. Tienen en cuenta, además del nivel físico, los efectos del estrés, la alimentación y el estilo de vida. Estos procedimientos pueden aumentar el bienestar y complementar de manera significativa el tratamiento convencional. Descubra a continuación el potencial de estos enfoques prometedores.

La verdadera sanación en Hashimoto y el hipotiroidismo requiere un enfoque holístico que armonice cuerpo, mente y alma, reduciendo el estrés, optimizando la alimentación y considerando métodos de sanación tradicionales.

Métodos curativos tradicionales

Los métodos curativos tradicionales ofrecen un enfoque integral que involucra el cuerpo, la mente y el alma [s93]. Las culturas indígenas consideran la salud como inseparable de la espiritualidad y buscan una vida armoniosa en consonancia con la naturaleza [s94]. Los rituales y prácticas espirituales utilizan simbolismo para estimular reacciones de sanación bio-psico-social-espiritual y restaurar el equilibrio [s94]. Esta perspectiva holística también se refleja en otros sistemas tradicionales que promueven el equilibrio interno a través de diversos métodos como cambios en la dieta, ejercicio y meditación [s93]. Entre otros, algunos sistemas tradicionales se centran en el equilibrio de la energía vital y aplican técnicas como la acupuntura y medicina herbal [s93]. La integración de métodos curativos tradicionales en los sistemas de salud modernos requiere considerar aspectos culturales como ceremonias y educación tradicional [s95]. Al mismo tiempo, es importante definir claramente las diferencias entre los métodos curativos tradicionales y alternativos para preservar la integridad de ambos enfoques [s95]. La creciente popularidad de medicina complementaria muestra el interés creciente en enfoques de tratamiento holísticos [s93]. En este contexto, los enfoques complementarios se aplican en combinación con la medicina convencional, mientras que los enfoques alternativos los reemplazan [s96]. La salud integrativa combina ambos enfoques para tratar a las personas de manera holística [s96]. Los enfoques complementarios incluyen, entre otros, prácticas relacionadas con la nutrición, psicológicas y físicas como yoga, acupuntura y meditación, cuya efectividad varía según el método [s96]. Las sustancias naturales utilizadas en terapias tradicionales poseen propiedades terapéuticas, incluyendo efectos antiinflamatorios, antimicrobianos y de estimulación celular [s97]. Estas propiedades se investigan en estudios in vitro e in vivo para evaluar su eficacia clínica [s97]. Para una integración exitosa de las terapias tradicionales en el sistema de salud, el desarrollo de buenas prácticas de fabricación y regulaciones es esencial [s97]. Los desarrollos actuales buscan combinar remedios tradicionales con productos modernos para aprovechar los beneficios de ambos enfoques [s97]. Por ejemplo, los extractos de plantas medicinales que se utilizan tradicionalmente para la curación de heridas podrían integrarse en vendajes modernos para promover la sanación. Se requiere más investigación sobre la seguridad y los efectos secundarios de estas combinaciones [s98].

Bueno saber

Estudios in vitro

Los estudios in vitro son investigaciones de laboratorio que se realizan en tubos de ensayo y examinan el efecto de sustancias sobre células, por ejemplo, el efecto de plantas medicinales sobre células tiroideas.

Salud integrativa

La salud integrativa combina la medicina convencional con métodos de curación complementarios y alternativos para permitir un tratamiento integral del hipotiroidismo.

Medicina complementaria

La medicina complementaria se refiere a métodos de tratamiento que pueden utilizarse como complemento a la medicina convencional para apoyar de manera holística la función tiroidea.

Medicina herbal

La medicina herbal utiliza el poder curativo de las plantas para apoyar la función tiroidea y aliviar los síntomas de una hipofunción.

Métodos curativos tradicionales

Los métodos curativos tradicionales ofrecen una perspectiva holística de la salud e involucran el cuerpo, la mente y el alma en el proceso de sanación. Pueden contribuir a mejorar el bienestar y activar las fuerzas de autocuración en casos de hipotiroidismo.

Eficacia de los métodos holísticos

Eficacia en el hipotiroidismo

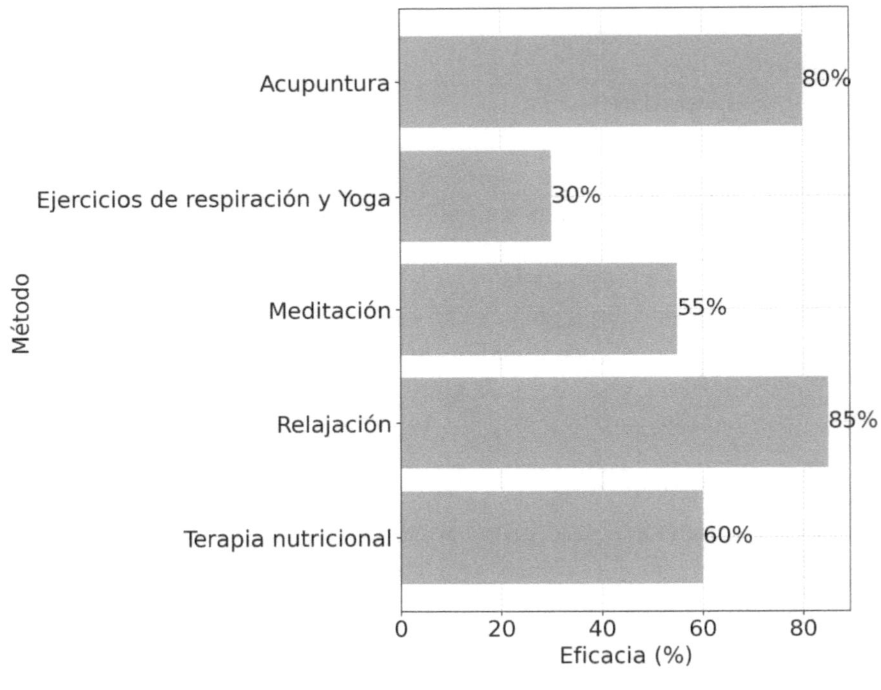

ACU: Acupuntura

EYR: Ejercicios de respiración y Yoga

MED: Meditación

REL: Relajación

TEN: Terapia nutricional

El diagrama de barras horizontal ilustra la eficacia potencial de varios métodos holísticos para el hipotiroidismo. El yoga y los cambios en la dieta muestran la mayor eficacia potencial, mientras que la acupuntura y la meditación podrían tener efectos positivos moderados. Las técnicas de relajación muestran la menor eficacia potencial.

Terapia con micronutrientes

La terapia con micronutrientes ofrece oportunidades para influir positivamente en la función tiroidea, apoyando la síntesis y el metabolismus de las hormonas tiroideas [s99]. Además de la producción de hormonas en sí, los micronutrientes también pueden fortalecer la salud de las glándulas suprarrenales, lo que a su vez puede mejorar la función tiroidea [s100]. Un apoyo combinado de ambos órganos puede llevar a mejoras notables en los síntomas tiroideos y en los valores de laboratorio [s100]. No se trata solo de la simple ingesta de sustancias individuales, sino de una interacción compleja de varios micronutrientes. Por ejemplo, la vitamina D y la melatonina son relevantes para mantener la función tiroidea y regular la inflamación [s101]. Una dieta rica en nutrientes antiinflamatorios puede ayudar a aliviar las molestias y aumentar el bienestar [s101]. Al mismo tiempo, es aconsejable evitar elementos tóxicos y alimentos proinflamatorios para promover óptimamente la salud tiroidea [s101]. A través de la suplementación específica de ciertos micronutrientes, es posible reducir la dosis de medicamentos necesaria y apoyar adicionalmente la función tiroidea [s101]. El yodo, un nutriente esencial para la formación de hormonas tiroideas, es especialmente importante en fases de mayor demanda, como el embarazo y la lactancia [s102]. La deficiencia de yodo puede afectar la producción hormonal y no satisfacer adecuadamente las necesidades de la madre y el niño [s102]. Los suplementos de yodo pueden reducir el riesgo de deficiencia de yodo en estas fases, pero también conllevan riesgos potenciales que deben sopesarse cuidadosamente frente a los beneficios [s102]. Por lo tanto, la terapia con micronutrientes siempre debe adaptarse individualmente a las necesidades del paciente para lograr resultados óptimos y minimizar posibles riesgos. Una terapia personalizada de este tipo no solo tiene en cuenta la función tiroidea, sino también el estado general de salud y el bienestar individual [s103].

Alimentos proinflamatorios

Los alimentos proinflamatorios pueden aumentar la inflamación crónica en el cuerpo, lo que puede afectar la función tiroidea. Su reducción puede apoyar la salud tiroidea.

Suplementos de yodo

Los suplementos de yodo se utilizan para compensar una deficiencia de yodo. Sin embargo, deben tomarse con precaución y bajo supervisión médica, ya que una sobredosis puede ser perjudicial.

Terapia con micronutrientes

La terapia con micronutrientes puede ayudar a compensar deficiencias nutricionales que pueden afectar la función tiroidea. Se centra en la adaptación individual de la ingesta de nutrientes para apoyar óptimamente al cuerpo y mejorar el bienestar general.

Elementos tóxicos

Elementos tóxicos como metales pesados pueden interferir con la función tiroidea y promover la inflamación. Su evitación es importante para la salud tiroidea.

Micronutrientes Clave para la Salud de la Tiroides

Distribución de micronutrientes para el apoyo de la tiroides.

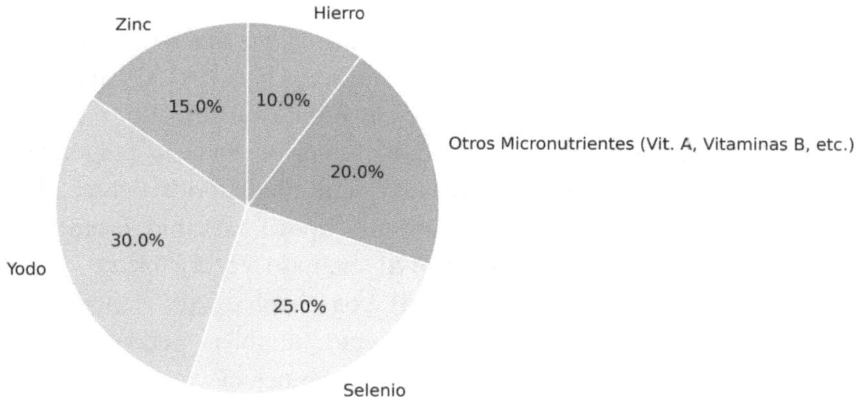

HIE: Hierro

OTR: Otros Micronutrientes (Vit. A, Vitaminas B, etc.)

SEL: Selenio

YOD: Yodo

ZIN: Zinc

Este gráfico destaca la importancia relativa de varios micronutrientes en el apoyo a la función tiroidea. Si bien el yodo juega un papel crucial, la salud óptima de la tiroides también depende de niveles suficientes de selenio, zinc y hierro, entre otros. Abordar las deficiencias en estas áreas puede contribuir a mejorar la producción y utilización de la hormona tiroidea.

Reducción del estrés

El estrés afecta al sistema neuroendocrino y puede perjudicar la función tiroidea. El estrés crónico provoca la liberación de cortisol, que influye en el equilibrio hormonal y el sistema inmunológico. [s104] En caso de hipotiroidismo, el estrés puede agravar los síntomas, como la fatiga y las dificultades de concentración. Por lo tanto, la reducción del estrés es importante para los afectados, ya que mejora el bienestar general y apoya el tratamiento de la tiroides. Técnicas de relajación como la meditación, el yoga o el entrenamiento autógeno pueden ayudar a reducir el estrés y restaurar el equilibrio interno. También, el ejercicio regular al aire libre, un sueño adecuado y una alimentación saludable contribuyen a la reducción del estrés. Una dieta rica en alimentos antiinflamatorios, como frutas, verduras y productos integrales, no solo apoya la salud tiroidea, sino que también tiene un efecto positivo en todo el organismo y puede aliviar los síntomas del estrés. [s104] Los ejercicios de atención plena, que se centran en el momento presente, también pueden ayudar a manejar el estrés en la vida cotidiana. Al comer de manera consciente, concentrándose en el sabor y la textura de los alimentos, en lugar de ver televisión o jugar con el móvil, se aprende a estar en el aquí y ahora y a percibir los factores estresantes de manera más consciente. Así se puede actuar a tiempo y evitar o manejar mejor las situaciones estresantes.

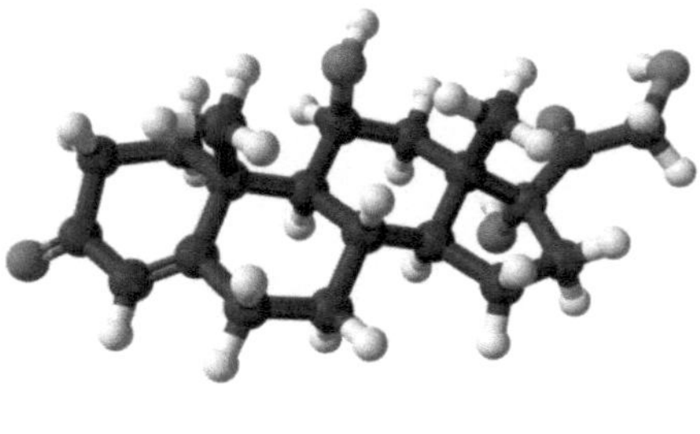

Cortisol [i47]

Bueno saber

Ejercicios de atención plena

Los ejercicios de atención plena son métodos que fomentan la percepción consciente del momento presente sin juzgar. Ayudan a reducir el estrés, regular mejor las emociones y mejorar la percepción corporal. En el caso del hipotiroidismo, los ejercicios de atención plena pueden ayudar a manejar mejor los síntomas y mejorar la calidad de vida.

Sistema neuroendocrino

El sistema neuroendocrino abarca la compleja interacción entre el sistema nervioso y el sistema hormonal, que es crucial para la regulación de diversas funciones corporales, incluida la función tiroidea. Una disfunción de este sistema puede llevar a desequilibrios hormonales y síntomas asociados.

Eficacia de las Técnicas de Reducción de Estrés para el Apoyo al Hipotiroidismo

Impacto en los niveles de estrés percibidos (0-10)

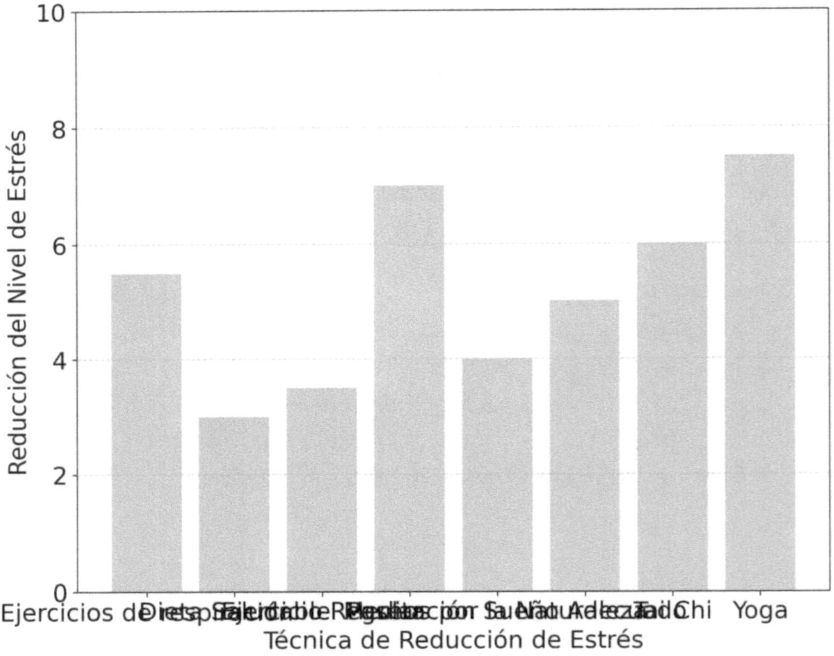

DIET: Dieta Saludable
EJRE: Ejercicio Regular
EJRS: Ejercicios de respiración
MED: Meditación
PNN: Paseos por la Naturaleza
SA: Sueño Adecuado
TAI: Tai Chi
YOG: Yoga

Las prácticas de mente y cuerpo como el yoga y la meditación muestran el impacto más significativo en la reducción del estrés, ofreciendo potencialmente un apoyo valioso para las personas que manejan el hipotiroidismo. Si bien una dieta saludable y el ejercicio regular contribuyen positivamente, su impacto en el estrés percibido parece menos pronunciado. Estos hallazgos sugieren priorizar las intervenciones mente-cuerpo para un manejo integral del hipotiroidismo.

Consejos concretos

- Desarrolle un símbolo personal que represente su salud tiroidea e intégralo en su vida diaria, por ejemplo, como una joya o una pequeña imagen en el lugar de trabajo.
- Cree un "lugar de poder" en la naturaleza, donde pueda encontrar regularmente su paz interior y fortalecer la conexión con su tiroides.
- Lleve un diario de gratitud y anote diariamente tres cosas por las que esté agradecido en relación con su salud tiroidea.
- Desarrolle una visualización positiva en la que vea su tiroides como un órgano fuerte y saludable, y sienta la energía positiva que emana de ella.
- Aprenda una nueva técnica de relajación, como la relajación muscular progresiva o el Qi Gong, para reducir el estrés y apoyar su tiroides.
- Integre pequeños rituales de movimiento en su vida diaria, como estiramientos conscientes por la mañana o breves ejercicios de yoga durante el día.
- Experimente con diferentes tipos de té, como manzanilla, melisa o té de jengibre, y descubra cuáles le benefician y mejoran su bienestar.
- Prepárese un relajante baño de pies con aceites esenciales y sal marina, visualizando cómo el calor reconfortante llega a su tiroides.
- Dedique tiempo consciente a sus pasatiempos y actividades que le brinden alegría y nutran su alma.
- Descubra una nueva forma de expresión creativa, como la pintura, la cerámica o la escritura, para expresar sus emociones y apoyar su tiroides.

Revisión - 4. Tiroiditis de Hashimoto

La tiroiditis de Hashimoto, una enfermedad autoinmune de la tiroides, presenta a los afectados diversos desafíos. Los procesos inflamatorios que subyacen a esta enfermedad atacan el tejido tiroideo y alteran la producción hormonal. Esto puede dar lugar a una variedad de síntomas, desde fatiga y aumento de peso hasta cambios de humor y problemas de concentración. Un enfoque holístico que considere tanto los tratamientos médicos convencionales como los métodos de curación naturales puede ayudarle a recuperar la salud de su tiroides y mejorar su bienestar. El camino hacia la recuperación requiere compromiso y paciencia, pero con las estrategias adecuadas, puede recuperar el control sobre su salud.

El tratamiento farmacológico con levotiroxina es a menudo el primer paso para compensar la deficiencia hormonal. Encuentre junto a su médico la dosis óptima y haga que sus niveles tiroideos sean controlados regularmente. Tenga en cuenta que diversos factores como el embarazo, otros medicamentos o enfermedades pueden influir en la dosis necesaria. Además del tratamiento farmacológico, puede apoyar la salud de su tiroides mediante un cambio dietético específico. Asegúrese de tener una ingesta adecuada, pero no excesiva, de yodo y discuta con su médico si una adaptación individual de su dieta, por ejemplo, en relación con el gluten o la lactosa, podría ser beneficiosa para usted. Experimente con diferentes alimentos y observe cómo reacciona su cuerpo. Lleve un diario de alimentación si es necesario, para identificar las relaciones entre su dieta y su bienestar.

Además de la alimentación, la modulación inmunológica juega un papel importante en el tratamiento de Hashimoto. Debería reducir los alimentos que fomentan la inflamación y, en su lugar, optar por una dieta rica en verduras frescas, frutas y proteínas de alta calidad. También los micronutrientes como la vitamina D, el selenio y el zinc pueden apoyar la función tiroidea y fortalecer el sistema inmunológico. Consulte con su médico o un nutricionista si la ingesta adicional de micronutrientes es recomendable para usted. Recuerde que una adecuada provisión de nutrientes es la base para un sistema inmunológico saludable y una función tiroidea óptima.

Dado que el estrés puede afectar negativamente la función tiroidea, debería integrar estrategias de manejo del estrés en su vida diaria. Técnicas de relajación como el yoga, la meditación o ejercicios de atención plena pueden ayudarle a reducir el estrés y recuperar su equilibrio interno. También el ejercicio regular al aire libre y un sueño adecuado son factores importantes para su bienestar. Descubra qué métodos le ayudan mejor a reducir el estrés e intégralos regularmente en su rutina diaria. No dude en probar diferentes técnicas y desarrollar su propia rutina de bienestar.

El camino hacia una mejor salud tiroidea en Hashimoto requiere tiempo, paciencia y un enfoque individual. Mantenga una mente abierta hacia diferentes métodos de tratamiento y colabore estrechamente con su médico para encontrar la estrategia óptima para usted. Escuche a su cuerpo y ajuste su terapia según sea necesario. Con el enfoque adecuado y una actitud positiva, puede gestionar sus síntomas de manera efectiva, mejorar su calidad de vida y llevar una vida plena.

5. Medidas concomitantes

Quien padece de hipotiroidismo conoce los muchos desafíos en la vida cotidiana. El tratamiento requiere más que solo medicamentos; abarca todo el estilo de vida. Además de la terapia médica, existen numerosas formas de apoyar activamente el proceso de curación. Un enfoque holístico considera la alimentación, el ejercicio y el equilibrio mental. En este capítulo, descubrirá estrategias efectivas que pueden fortalecer su salud de manera sostenible.

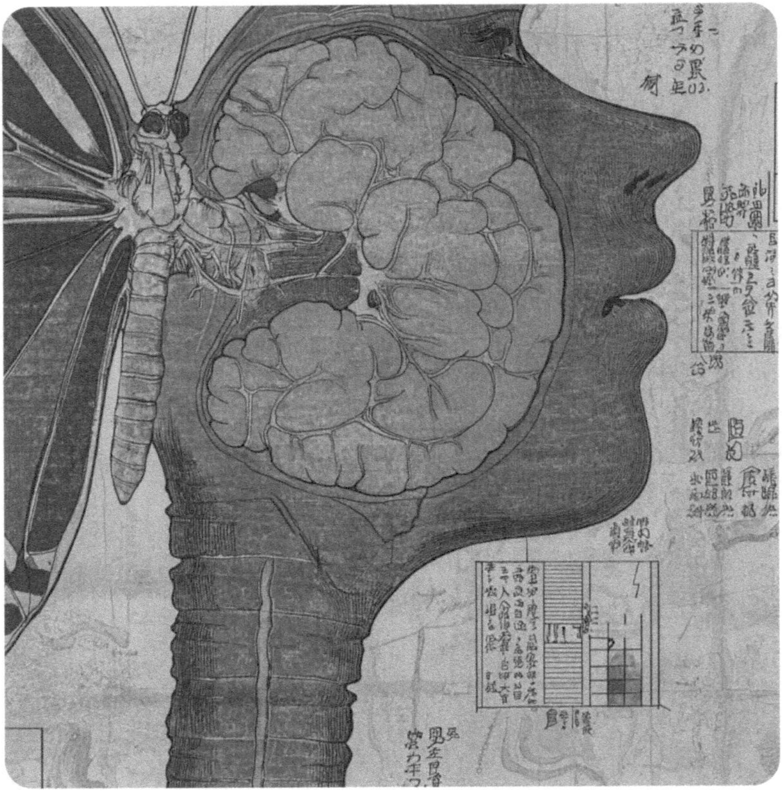

5. 1 Control de peso

El manejo del peso en el hipotiroidismo presenta desafíos particulares. El metabolismo ralentizado dificulta la pérdida de peso y requiere estrategias que van más allá de la simple reducción de calorías. El ejercicio, la alimentación y el análisis de los propios hábitos juegan un papel decisivo. Un protocolo de alimentación y ejercicio ayuda a reconocer las relaciones individuales entre la dieta, el nivel de actividad y el bienestar físico. La optimización de la composición de macronutrientes y la adaptación del plan de entrenamiento a las necesidades personales son pasos importantes. Descubra a continuación cómo puede gestionar su peso de manera efectiva a través de medidas específicas y mejorar su calidad de vida de forma sostenible.

Una combinación de una dieta baja en carbohidratos, ejercicio regular y una documentación detallada de los hábitos alimenticios a través de un protocolo nutricional ofrece una estrategia efectiva para un manejo sostenible del peso en caso de hipotiroidismo.

Optimización del metabolismo

Una hipotiroidismo puede ralentizar el metabolismo y dificultar la pérdida de peso. Por lo tanto, la optimización del metabolismo requiere estrategias individuales que van más allá de una simple reducción de calorías. Si bien una ingesta calórica constante y el ejercicio regular son importantes, la investigación muestra que la composición de los macronutrientes puede tener un impacto significativo en la pérdida de peso [s105]. Un estudio demuestra que una dieta baja en carbohidratos resultó en una pérdida de peso significativamente mayor que una dieta alta en carbohidratos, aunque la ingesta calórica y la actividad física eran iguales en ambos grupos [s105]. Los participantes del grupo bajo en carbohidratos perdieron un promedio de 2,9 kg, en comparación con solo 0,4 kg en el grupo alto en carbohidratos [s105]. Esto sugiere que las adaptaciones metabólicas, posiblemente influenciadas por las hormonas triyodotironina (T3) y tiroxina (T4), juegan un papel crucial y deben ser investigadas más a fondo [s105]. Un enfoque para la optimización del metabolismo podría ser, por lo tanto, un cambio en la dieta hacia una alimentación reducida en carbohidratos. La dieta cetogénica (KD), que se basa en una drástica reducción de carbohidratos, se discute como un enfoque prometedor para mejorar la insulinempfindlichkeit y la reducción de peso [s106]. Al reducir la ingesta de carbohidratos, los niveles de insulina disminuyen, lo que mejora la sensibilidad a la insulina y promueve la lipólisis (quema de grasa) [s106]. Además, la KD puede tener efectos positivos en el perfil lipídico al reducir los triglicéridos y aumentar el hdlcholesterin [s106]. Sin embargo, el uso de hormonas tiroideas como T3 para la reducción de peso, como se practica en algunos círculos, por ejemplo, en el culturismo para prepararse para competiciones, no se recomienda [s107]. Aunque T3 puede acelerar el metabolismo, no hay evidencia suficiente de su eficacia en dosis terapéuticas para la pérdida de peso [s107]. Por el contrario, dosis excesivas conllevan

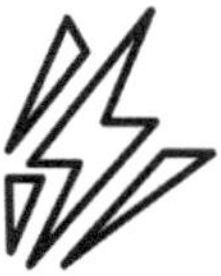

riesgos para la salud, entre ellos para la salud ósea y el sistema cardiovascular [s107]. La combinación de T3 con otras sustancias para lograr supuestos efectos sinérgicos tampoco está respaldada por estudios clínicos y, por lo tanto, no es recomendable [s107].

Bueno saber

Adaptaciones metabólicas
Cambios en el metabolismo del cuerpo en respuesta a influencias externas como la dieta o medicamentos. En el caso de hipotiroidismo, estas adaptaciones pueden dificultar la pérdida de peso. Un cambio dietético específico puede ayudar a influir positivamente en el metabolismo y mejorar la regulación del peso.

Dieta baja en carbohidratos
Una forma de alimentación que reduce el consumo de carbohidratos y se centra en proteínas y grasas saludables. En el caso de hipotiroidismo, esta forma de alimentación puede ayudar a estabilizar los niveles de azúcar en sangre y promover la pérdida de peso, ya que estimula al cuerpo a utilizar grasa como fuente de energía.

Macronutrientes
Nutrientes importantes que el cuerpo necesita en mayores cantidades para obtener energía y mantener las funciones corporales. Juegan un papel crucial en la regulación del peso, especialmente en el caso de hipotiroidismo. Una distribución ajustada de macronutrientes puede influir positivamente en el metabolismo y apoyar la pérdida de peso.

Tasa Metabólica y Cambio de Peso

Correlación entre la tasa metabólica y la pérdida de peso a lo largo del tiempo con cambios en el estilo de vida.

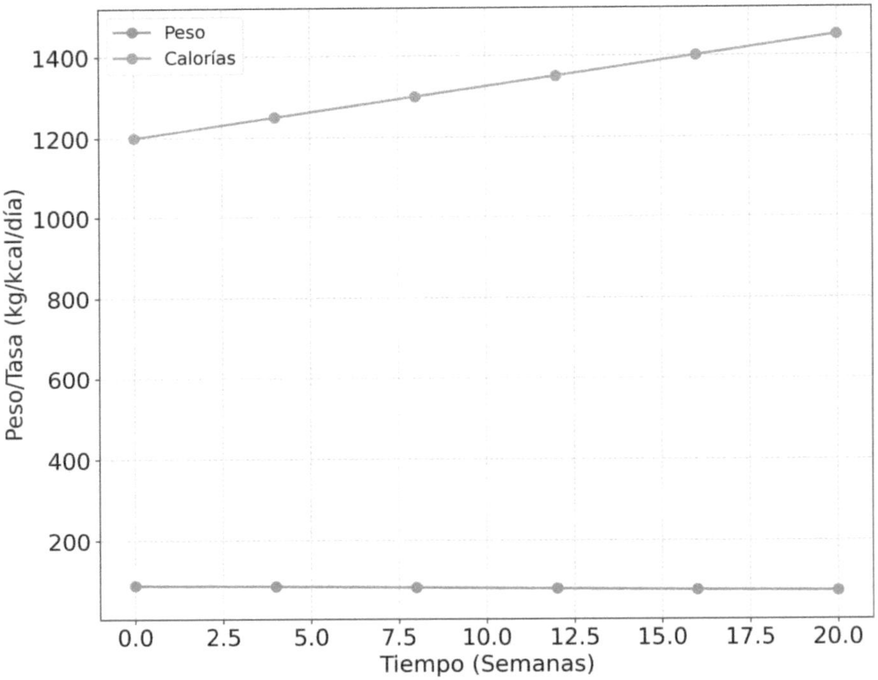

El gráfico muestra una correlación positiva entre el aumento de la tasa metabólica y la pérdida de peso. A medida que las intervenciones en el estilo de vida mejoran la función metabólica, el peso disminuye gradualmente. Esto sugiere que centrarse en enfoques holísticos para mejorar la salud metabólica puede ser una estrategia eficaz para el control del peso, especialmente en el contexto de los trastornos de la tiroides.

Programas de ejercicio

La actividad física es un factor importante para el manejo del peso en el caso de hipotiroidismo. El ejercicio aumenta el consumo de energía y puede compensar parcialmente el metabolismo lento [s108]. Aunque aún se necesitan estudios exhaustivos sobre la terapia de ejercicio en el hipotiroidismo, los datos de la población general demuestran que, ya sea solo o combinado con cambios en la dieta, promueve la reducción de peso y disminuye el riesgo de enfermedades cardiovasculares y diabetes [s108]. Un plan de entrenamiento debe considerar tanto el ejercicio aeróbico como el de fuerza. El entrenamiento aeróbico, como caminar rápido, nadar o andar en bicicleta, quema calorías y mejora la condición cardiovascular. El entrenamiento de fuerza, con pesas o con el propio peso corporal, aumenta la masa muscular. Más masa muscular incrementa el metabolismo basal, es decir, la cantidad de energía que el cuerpo consume en reposo. Un ejemplo de un plan de entrenamiento equilibrado podría incluir tres sesiones de ejercicio aeróbico a la semana de 30 minutos y dos sesiones de entrenamiento de fuerza, abarcando todos los grupos musculares grandes. La intensidad y duración del entrenamiento deben adaptarse a las condiciones individuales y al estado de salud. Se recomienda comenzar lentamente y aumentar la carga gradualmente. Esto puede prevenir el sobreesfuerzo y la desmotivación. Los programas de ejercicio también pueden tener efectos positivos sobre stoffwechselstoerungen y problemas reproductivos que pueden acompañar al hipotiroidismo [s108]. En general, la actividad física regular no solo contribuye al manejo del peso, sino que también mejora el bienestar general y la calidad de vida.

Condición cardiovascular

La condición cardiovascular describe la capacidad del corazón y los vasos sanguíneos para suministrar oxígeno al cuerpo durante la actividad física. Una mejor condición cardiovascular puede ayudar en el hipotiroidismo a estimular el metabolismo y apoyar la pérdida de peso.

Problemas reproductivos

El hipotiroidismo puede afectar negativamente la fertilidad y el equilibrio hormonal, llevando a problemas reproductivos. El ejercicio regular puede estabilizar el equilibrio hormonal y así influir positivamente en la salud reproductiva.

Eficacia del ejercicio para el control de peso con hipotiroidismo

Impacto de varios ejercicios en la pérdida de peso

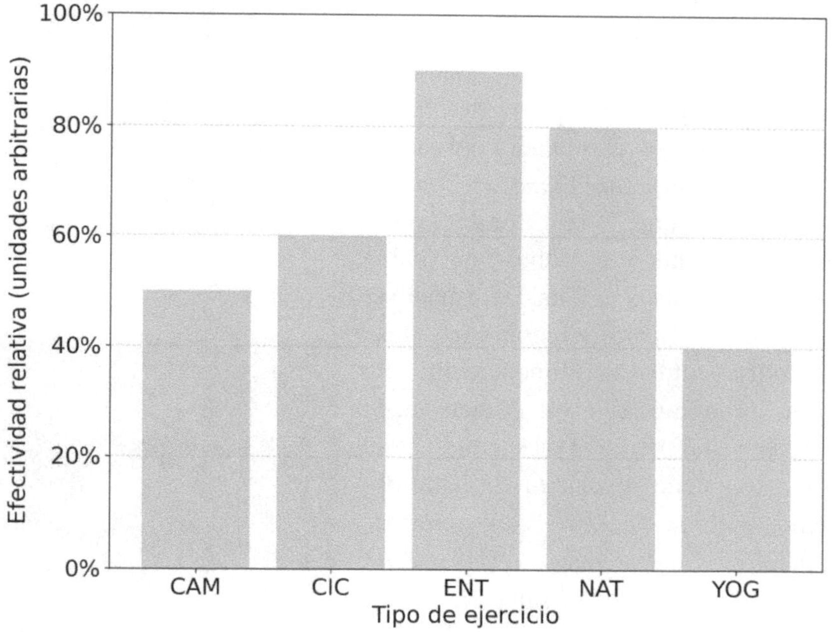

CAM: Caminata a paso ligero

CIC: Ciclismo

ENT: Entrenamiento a intervalos de alta intensidad

NAT: Natación

YOG: Yoga

Si bien todas las formas de ejercicio contribuyen a la salud general, estos datos sugieren que las actividades de alta intensidad como el entrenamiento a intervalos de alta intensidad (HIIT) y el entrenamiento de fuerza pueden ser particularmente efectivos para el control de peso en personas con hipotiroidismo, potencialmente debido a sus efectos positivos sobre el metabolismo y la masa muscular. Los ejercicios de intensidad moderada como caminar a paso ligero y andar en bicicleta también ofrecen beneficios, aunque potencialmente a un ritmo más lento. Se recomienda incorporar una variedad de ejercicios para obtener resultados óptimos.

Protocolo de alimentación

Un protocolo de alimentación ayuda a analizar los hábitos alimenticios y proporciona una base para cambios en el manejo del peso en caso de hipotiroidismo. No solo documenta _qué_ se come, sino también _cuándo_, _cuánto_ y _bajo qué circunstancias_. Esta información es valiosa para reconocer las relaciones entre la alimentación, el estado de ánimo, el nivel de actividad y el bienestar físico. Por ejemplo, un protocolo puede revelar si los antojos están correlacionados con ciertos momentos del día o estados emocionales. La documentación de la ingesta de alimentos puede realizarse a mano en un diario o mediante aplicaciones [s109]. Estas últimas a menudo ofrecen un análisis nutricional automatizado que facilita el seguimiento de la distribución de macronutrientes. Además de la alimentación, también se debe registrar la actividad física, ya sea a través de rastreadores de actividad o mediante notas sobre el tipo, duración e intensidad del ejercicio [s109]. Se obtiene una imagen completa de la rutina diaria si se registran factores adicionales como el sueño, el nivel de estrés y la toma de medicamentos. Los datos recopilados sirven como base para ajustes individuales en la estrategia de alimentación y ejercicio. Así, la evaluación del protocolo puede mostrar si la ingesta calórica corresponde a las necesidades energéticas reales y si la composición de macronutrientes – es decir, la proporción

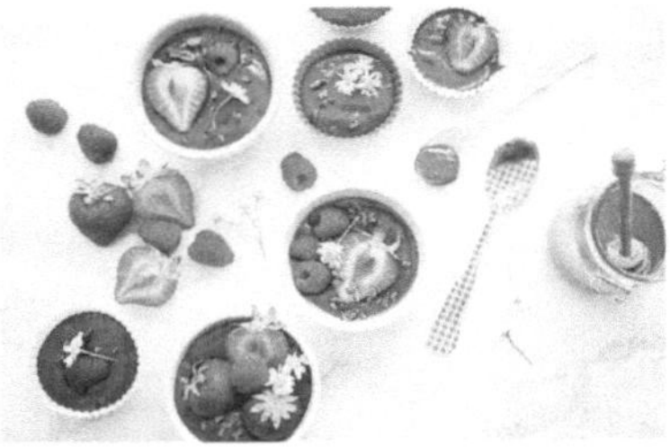

Antojos [i48]

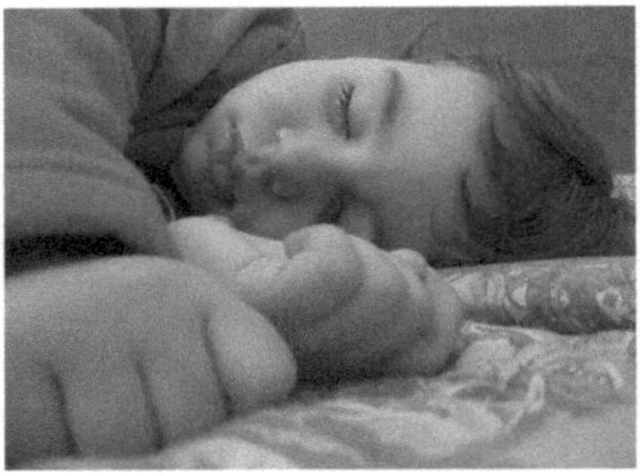

Sueño [i49]

de carbohidratos, proteínas y grasas – está optimizada en función de las necesidades metabólicas individuales. Un protocolo de alimentación es, por lo tanto, una herramienta para la autoobservación y la autorreflexión, y apoya el desarrollo de hábitos sostenibles que contribuyen a un bienestar mejorado más allá de la mera reducción de peso. Una pérdida de peso del 5-10 % puede tener ya efectos positivos en la salud, como una reducción del riesgo de diabetes tipo 2 y una mejora de factores de riesgo cardiometabólicos [s110].

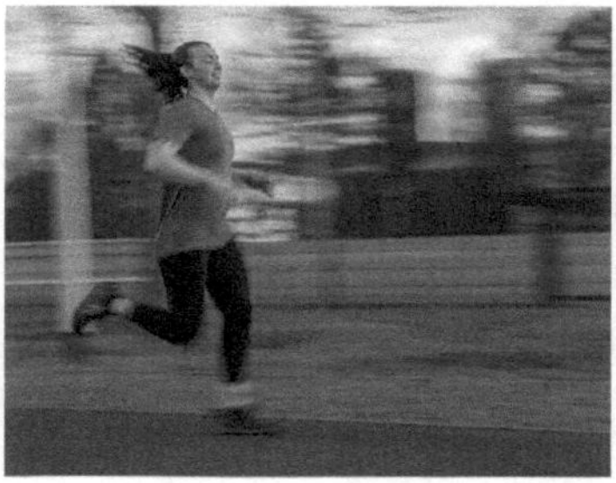

Monitor de actividad [i50]

Macronutriente

Los macronutrientes como carbohidratos, proteínas y grasas proporcionan energía y son esenciales para el cuerpo. En el caso de hipotiroidismo, el equilibrio adecuado de estos nutrientes puede apoyar la regulación del peso y optimizar el metabolismo.

Factores de riesgo cardiometabólicos

Los factores de riesgo cardiometabólicos son factores que aumentan el riesgo de enfermedades cardiovasculares y trastornos metabólicos como la diabetes tipo 2. La pérdida de peso puede influir positivamente en estos factores de riesgo y mejorar la salud del corazón, especialmente en casos de hipotiroidismo.

Protocolo de alimentación

Un protocolo de alimentación detallado puede ayudar a identificar las causas de los problemas de peso en caso de hipotiroidismo, documentando hábitos alimenticios, ejercicio y otros factores. Sirve como base para una estrategia de alimentación personalizada y apoya el control del peso.

Distribución de Macronutrientes para la Salud de la Tiroides

Proporciones óptimas de macronutrientes para el apoyo de la tiroides.

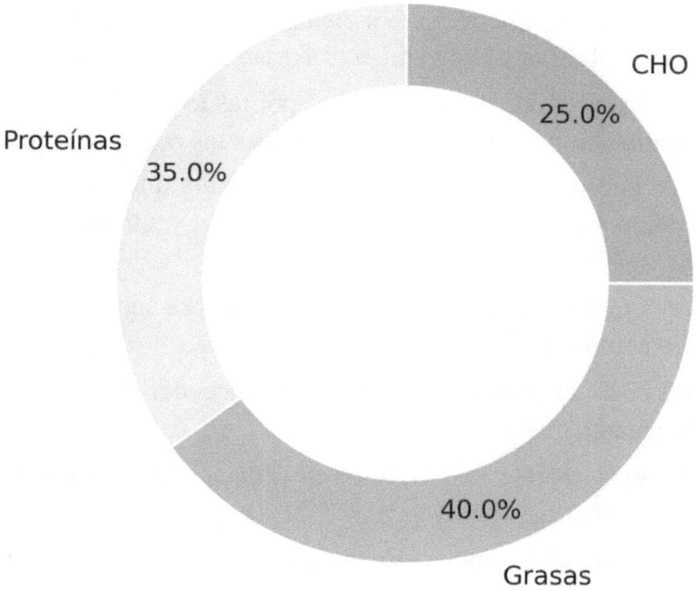

- CHO: Carbohidratos (25%)
- Grasas: Grasas Saludables (40%)
- Proteínas: Proteínas (35%)

Este gráfico enfatiza un enfoque equilibrado de los macronutrientes, priorizando las proteínas y las grasas saludables mientras modera los carbohidratos para apoyar la función óptima de la tiroides y el control del peso. El énfasis en las proteínas ayuda a la saciedad y al mantenimiento muscular, crucial para un metabolismo saludable. La mayor ingesta de grasas apoya la producción de hormonas y la absorción de nutrientes, mientras que la ingesta moderada de carbohidratos ayuda a controlar los niveles de azúcar en la sangre y la energía. Este equilibrio es clave para el bienestar general, especialmente cuando se trata de la salud de la tiroides.

Consejos concretos

- Vístete con tu ropa favorita durante una semana. Luego reflexiona sobre cómo se ha visto afectada tu percepción corporal en relación con tus hábitos alimenticios.
- Cambia tu entorno alimentario: por ejemplo, come de pie durante una semana y observa cómo cambia tu sensación de saciedad.
- Desarrolla una "comida de recompensa" por tus logros deportivos, que al mismo tiempo proporcione a tu tiroides los nutrientes óptimos.
- Come cada bocado de una comida con un utensilio diferente y observa cómo afecta esto a tu velocidad de comer y a tu sensación de saciedad.
- Establece horarios fijos para las comidas, que debes anotar en tu calendario como si fueran citas importantes.
- Asocia tus comidas con un ritual fijo, como encender una vela, para comer de manera más consciente.
- Comparte regularmente tus progresos en el manejo del peso con una persona de confianza.
- Visualiza tu peso ideal y pinta una imagen de cómo te gustaría sentirte en tu cuerpo.
- Coloca imágenes o frases motivadoras sobre alimentación saludable y ejercicio en lugares que veas a diario.
- Recompénsate por alcanzar metas intermedias, no con comida, sino con actividades que te brinden alegría y mejoren tu bienestar.
- Incorpora breves sesiones de ejercicio en tu rutina diaria, como subir escaleras en lugar de usar el ascensor o dar paseos cortos durante la pausa del almuerzo.
- Encuentra un deporte que disfrutes y que puedas integrar a largo plazo en tu vida diaria.

5. 2 Estilo de vida

El estrés, el sueño y el ritmo diario influyen de manera decisiva en el curso de una hipotiroidismo. Estos factores afectan al sistema inmunológico, la producción hormonal y el bienestar general. Hábitos de vida desfavorables pueden intensificar los síntomas y dificultar el tratamiento. Descubra a continuación cómo puede influir positivamente en la salud de su tiroides mediante ajustes específicos en su estilo de vida.

Un estilo de vida regular con enfoque en la gestión del estrés, la higiene del sueño y un ritmo diario constante apoya la función tiroidea y el bienestar general.

Manejo del estrés

El estrés influye en el sistema inmunológico y puede desempeñar un papel en el curso de enfermedades autoinmunitarias [s111]. Aunque la relación directa entre el estrés y la aparición de enfermedades autoinmunitarias como la tiroiditis de Hashimoto, que conduce a una hipotiroidismo, aún no está claramente establecida [s111], el estrés se considera un factor de riesgo no genético para el desarrollo de ciertas enfermedades autoinmunitarias [s112]. Los eventos desencadenantes a menudo ocurren mucho antes de la aparición real de los síntomas, lo que dificulta la investigación [s111]. Además, la predisposición genética y las influencias ambientales pueden modificar el efecto del estrés en el desarrollo de la enfermedad [s111]. Por lo tanto, es aconsejable reducir el estrés para mejorar el bienestar general y minimizar los efectos negativos potenciales en el curso de la enfermedad. Las técnicas probadas para el manejo del estrés incluyen, por ejemplo, técnicas de relajación como el yoga o la meditación. También, el ejercicio regular al aire libre, un sueño adecuado y una dieta equilibrada contribuyen a reducir el estrés. Un horario diario estructurado con tiempos fijos para el trabajo, el ocio y el descanso puede ayudar a aliviar la rutina diaria y prevenir el estrés. Establecer prioridades y delegar tareas, cuando sea posible, son otras estrategias para manejar el estrés. Por ejemplo, se podría integrar una caminata fija por la tarde después del trabajo en la rutina diaria para relajarse activamente y reducir las hormonas del estrés. En lugar de abordar todas las tareas al mismo tiempo, concéntrese en las más importantes y delegue tareas cuando sea factible. Al aprender a reconocer los estresores y contrarrestarlos de manera específica, puede influir positivamente en su calidad de vida y, por ende, apoyar el curso de su hipotiroidismo. Desarrollar una estrategia individual de manejo del estrés es un paso importante hacia un mayor bienestar. También es crucial percibir conscientemente las señales de estrés del cuerpo, como tensiones musculares o trastornos del sueño, y reaccionar a tiempo para prevenir el estrés crónico. Un componente esencial del manejo del estrés puede ser el aprendizaje de diversas técnicas de respiración. Respirar profundamente y de manera consciente puede ayudar a liberar la tensión física y encontrar la calma en situaciones de estrés. Al integrar tales técnicas en la vida diaria, por ejemplo, a través de breves ejercicios de respiración varias veces al día, se puede reducir el estrés de manera sostenible.

Bueno saber

Estresores

Los estresores son factores que pueden desencadenar estrés. En el contexto de un hipotiroidismo, es importante identificar y minimizar los estresores, ya que el estrés puede afectar el equilibrio hormonal y el sistema inmunológico. Ejemplos de estresores incluyen las cargas laborales, los conflictos familiares o las preocupaciones financieras.

Técnicas de respiración

Las técnicas de respiración son métodos que utilizan la respiración consciente para promover la relajación física y mental. En el caso de un hipotiroidismo, los ejercicios de respiración pueden ayudar a reducir el estrés y aliviar síntomas como la fatiga y las dificultades de concentración. La respiración abdominal profunda es un ejemplo de una técnica de respiración sencilla.

Distribución de Factores de Estrés en el Hipotiroidismo

Factores de estrés comunes que impactan a las personas con hipotiroidismo.

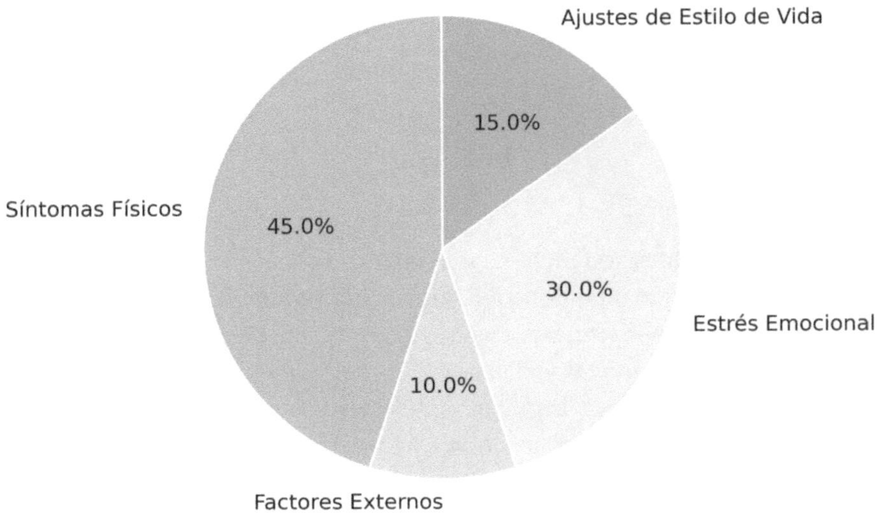

AJE: Ajustes de Estilo de Vida (Dieta, Medicación)

EEM: Estrés Emocional (Humor, Ansiedad)

EXT: Factores Externos (Trabajo, Relaciones)

SFI: Síntomas Físicos (Fatiga, Peso, etc.)

La mayor parte del estrés se atribuye a los síntomas físicos, lo que destaca el impacto significativo de la fatiga, los cambios de peso y otras manifestaciones físicas de la enfermedad. El estrés emocional contribuye con una parte sustancial, probablemente relacionada con los cambios de humor y los desafíos de controlar la enfermedad. Los ajustes en el estilo de vida necesarios para controlar el hipotiroidismo, como los cambios en la dieta y el cumplimiento de la medicación, también representan un factor de estrés notable. Si bien los factores externos contribuyen al estrés general, el gráfico demuestra claramente el papel dominante de los factores estresantes físicos y emocionales directamente relacionados con el hipotiroidismo.

Higiene del sueño

Un buen sueño es esencial para el bienestar general, especialmente en el caso de hipotiroidismo, ya que los trastornos del sueño pueden agravar los síntomas [s113]. La higiene del sueño describe medidas para mejorar la calidad del sueño. Las siestas frecuentes durante el día, los horarios excesivos en la cama, la falta de ejercicio durante el día, el deporte por la noche, la insuficiente exposición a la luz durante el día y el consumo de cafeína, alcohol o nicotina por la noche pueden afectar negativamente el sueño [s114]. También las comidas copiosas justo antes de acostarse, ver televisión u otras actividades estimulantes por la noche, así como las preocupaciones y la expectativa de dormir mal, pueden llevar a trastornos del sueño [s114]. Evite estos factores perturbadores y optimice su entorno de sueño: asegúrese de que haya oscuridad, tranquilidad y una temperatura agradable en el dormitorio. Un ritmo de sueño regular con horarios fijos para acostarse y levantarse, incluso los fines de semana, apoya el ciclo natural de sueño-vigilia. Integre suficiente ejercicio y luz solar en su vida diaria, pero evite el ejercicio intenso justo antes de acostarse. Técnicas de relajación como la meditación o el entrenamiento autógeno también pueden ayudar a calmarse y a dormir mejor [s115]. Si los problemas de sueño persisten, debe buscar ayuda profesional para aclarar posibles causas subyacentes [s113]. Un horario diario estructurado con suficiente ejercicio y técnicas de relajación puede influir positivamente en la higiene del sueño y contribuir a un sueño más reparador. Si los adolescentes sufren de trastornos del sueño, es especialmente importante prestar atención a horarios regulares de sueño y comida, y limitar el uso de pantallas antes de acostarse [s116]. La pubertad trae consigo cambios hormonales que pueden afectar el ritmo de sueño-vigilia y llevar a la falta de sueño [s116]. Esto puede tener un impacto negativo en el rendimiento escolar, el comportamiento y el estado de ánimo [s116].

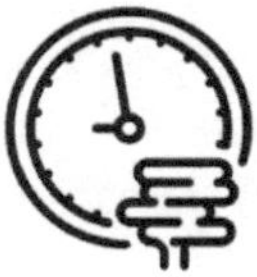

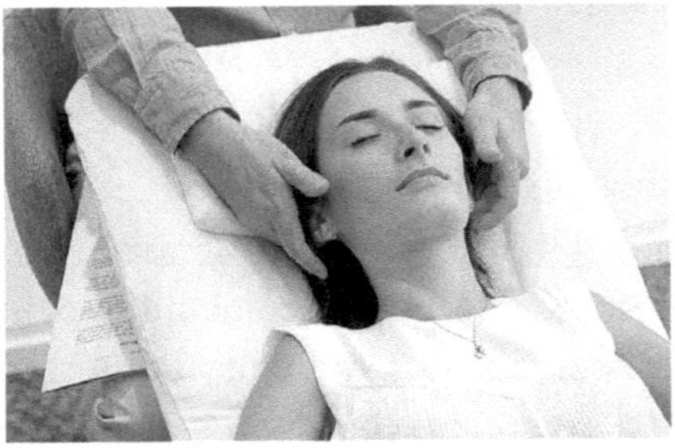

Técnicas de relajación [i51]

Bueno saber

Entrenamiento Autógeno

El entrenamiento autógeno es una técnica de relajación que logra la relajación física y mental a través de la auto-influencia dirigida. Puede ayudar en el hipotiroidismo a reducir el estrés y mejorar la calidad del sueño.

Trastorno del Sueño

Los trastornos del sueño pueden ser un síntoma de hipotiroidismo y manifestarse en forma de problemas para conciliar el sueño, interrupciones del sueño o despertar temprano. La falta de sueño persistente puede agravar los síntomas del hipotiroidismo y llevar a otros problemas de salud.

Influencia en la calidad del sueño

Efecto de los factores en el sueño

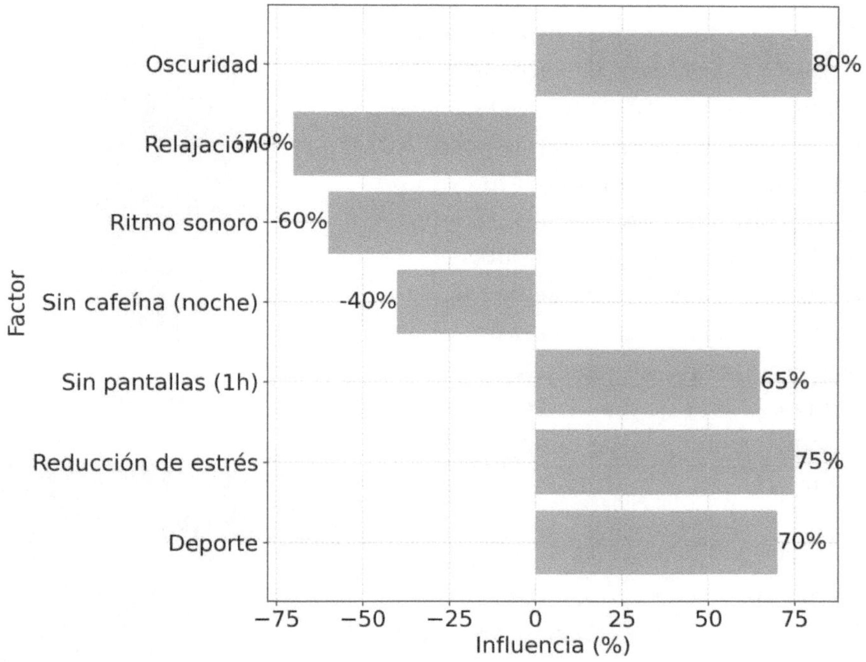

DEP: Deporte

RED E: Reducción de estrés

RIT: Ritmo sonoro

SIN P: Sin pantallas (1h)

OSC: Oscuridad

REL: Relajación

SIN C: Sin cafeína (noche)

La representación visualiza la influencia de varios factores en la calidad del sueño. Un valor alto indica una fuerte influencia positiva en un sueño saludable. El deporte y las técnicas de relajación muestran una influencia positiva significativa, mientras que el estrés y el tiempo de pantalla antes de acostarse tienen una influencia negativa. La cafeína por la noche tiene una influencia negativa moderada. La optimización de estos factores puede mejorar la calidad del sueño y, por lo tanto, tener un impacto positivo en el manejo del hipotiroidismo.

Ritmo diario

Un ritmo diario constante puede ser especialmente útil para las personas con hipotiroidismo, ya que apoya la producción hormonal del cuerpo y estabiliza el metabolismo. El ritmo circadiano, nuestro reloj interno, regula entre otras cosas la liberación de la hormona estimulante de la tiroides (TSH), que estimula a la tiroides para la producción de hormonas [s117]. La TSH se libera principalmente por la tarde y por la noche [s117]. Un ciclo de sueño-vigilia regular asegura que este proceso se lleve a cabo de manera óptima. Las alteraciones crónicas del ritmo circadiano, como las que ocurren en el trabajo por turnos o en horarios de sueño irregulares, pueden afectar este proceso y poner en riesgo la salud a largo plazo [s117]. La falta de sueño también puede influir en la liberación de TSH y llevar a niveles elevados por la mañana [s117]. Además de la producción de TSH, el reloj interno también influye en los receptores de hormonas tiroideas en el cuerpo [s117]. Estos receptores son puntos de anclaje para las hormonas en las células del cuerpo y, por lo tanto, son esenciales para su efecto. Un ritmo diario estable apoya no solo la producción hormonal, sino también la acción hormonal en el cuerpo. Quien, por ejemplo, tiene un ritmo de sueño irregular debido al trabajo por turnos, puede intentar contrarrestar los efectos negativos mediante

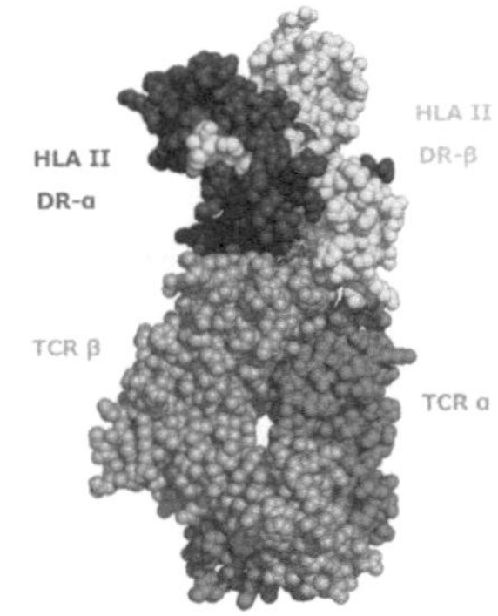

Receptor [i52]

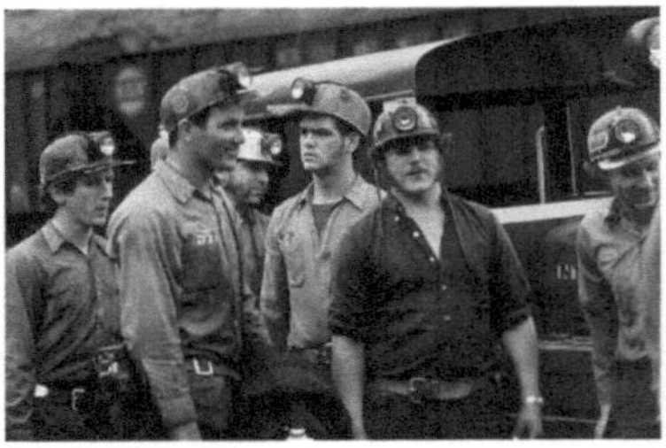

trabajo por turnos [i53]

horarios de sueño fijos en días libres y optimizando el entorno de sueño, como oscurecer el dormitorio. También el ejercicio regular y una dieta equilibrada pueden contribuir a estabilizar el ritmo circadiano y apoyar la función tiroidea. Integre rutinas fijas para las comidas, el ejercicio y la relajación en su vida diaria para ayudar al cuerpo a regular el equilibrio hormonal.

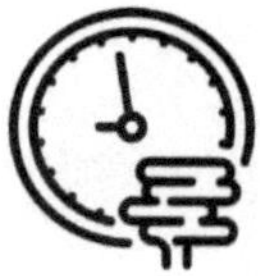

Bueno saber

Receptores

Los receptores son proteínas especiales en la superficie o dentro de las células a las que pueden unirse hormonas como las hormonas tiroideas. Esta unión desencadena una reacción específica en la célula. Un ritmo circadiano estable puede influir positivamente en la sensibilidad de los receptores a las hormonas tiroideas y, por lo tanto, mejorar la acción hormonal en el cuerpo.

Ritmo circadiano

El ritmo circadiano es el ciclo natural de aproximadamente 24 horas del cuerpo que regula muchos procesos fisiológicos. En el caso de hipotiroidismo, mantener un ritmo circadiano estable mediante horarios de sueño y comidas regulares puede ayudar a estabilizar el equilibrio hormonal y aliviar los síntomas.

Trabajo por turnos

El trabajo por turnos, con sus horarios irregulares, puede interrumpir el ritmo circadiano y afectar la producción hormonal. Esto puede agravar los síntomas del hipotiroidismo, ya que el cuerpo tiene dificultades para mantener un equilibrio hormonal adecuado. Estrategias para minimizar los efectos del trabajo por turnos, como establecer un horario de sueño consistente en días libres y optimizar el entorno de sueño, pueden ser especialmente importantes para las personas con hipotiroidismo.

Nivel de actividad diaria

Patrón típico de actividad diaria para alguien que maneja el hipotiroidismo con ajustes en el estilo de vida.

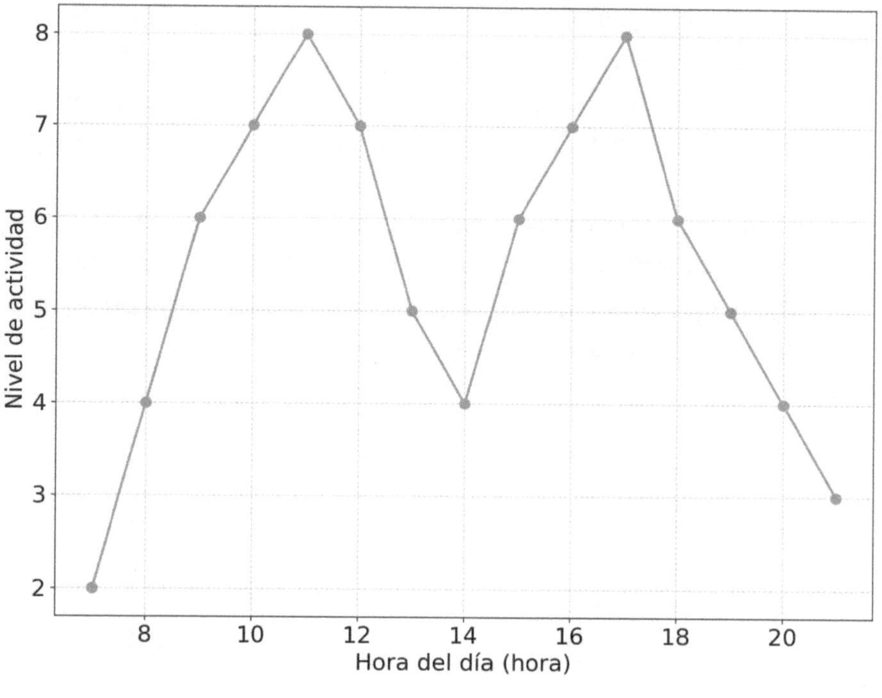

Esta gráfica ilustra un enfoque equilibrado para la actividad diaria, crucial para controlar el hipotiroidismo. El aumento suave y la disminución gradual de la actividad evitan el esfuerzo excesivo mientras promueven niveles de energía constantes. La disminución del mediodía permite el descanso y la recuperación, mientras que la actividad nocturna fomenta la relajación antes de dormir. Este patrón apoya los ritmos saludables de cortisol y promueve una mejor calidad del sueño, vital para la función tiroidea.

Consejos concretos

- Organiza tu día a día de manera que encuentres momentos breves de silencio varias veces al día, para fortalecer tu equilibrio interno y apoyar tu tiroides.
- Desarrolla un ritual matutino personal que te ayude a comenzar el día de manera positiva y llena de energía, preparando tu tiroides de manera óptima para las exigencias del día.
- Lleva un "diario de bienestar" y anota diariamente qué actividades y experiencias te benefician y afectan positivamente tu tiroides.
- Experimenta con diferentes ejercicios de meditación y atención plena y descubre qué métodos te ayudan mejor a reducir el estrés y apoyar tu tiroides.
- Desarrolla una rutina nocturna que te ayude a relajarte, reducir el estrés y preparar tu tiroides para la fase de regeneración nocturna.
- Celebra tus éxitos y recompénsate por los cambios positivos en tu estilo de vida que apoyan la salud de tu tiroides.

5. 3 Autocuidado

La hipotiroidismo influye en la imagen corporal y el bienestar. Síntomas como el aumento de peso y cambios en la piel pueden afectar la autoestima. El autocuidado ofrece estrategias para transformar positivamente la percepción del propio cuerpo y ver al cuerpo como un aliado en el proceso de sanación. La regeneración es esencial en el hipotiroidismo. El cuerpo necesita apoyo específico para optimizar los procesos metabólicos y reponer las reservas de energía. El monitoreo de la salud ayuda a seguir la evolución de la enfermedad y a adaptar la terapia de manera individual. La documentación activa de síntomas, valores sanguíneos y hábitos de vida le permite gestionar su salud de manera autónoma. Descubra en las siguientes secciones medidas concretas para fortalecer su autocuidado, promover su regeneración y optimizar su monitoreo de salud.

> *El autocuidado en el hipotiroidismo significa aceptar el propio cuerpo, escuchar sus señales y participar activamente en la mejora del bienestar.*

Percepción corporal

Una hipotiroidismo puede influir en la imagen corporal. El aumento de peso, la retención de líquidos y los cambios en la piel y el cabello son síntomas comunes que pueden afectar la autoestima. En lugar de centrarse en estos cambios, es útil reorientar la percepción del propio cuerpo. El cuerpo realiza cosas increíbles cada día, regula procesos complejos y nos permite participar en la vida. Esta perspectiva puede ayudar a desviar el enfoque de los supuestos defectos hacia la funcionalidad y la fortaleza del cuerpo. Acepte su cuerpo en su estado actual, incluso con los cambios provocados por la enfermedad. Esto no significa ignorar los síntomas, sino abordarlos con autocompasión. Trátese como trataría a un buen amigo: con comprensión y apoyo. Concéntrese en los aspectos positivos de su cuerpo. Tal vez tenga piernas fuertes que lo sostienen con seguridad durante el día, o manos hábiles con las que es creativo. Dirija su atención conscientemente hacia estas fortalezas y desarrolle una gratitud por lo que su cuerpo logra. La actividad física puede mejorar la percepción corporal, incluso en el caso de hipotiroidismo. Movimientos suaves como Yoga, pilates o caminatas en la naturaleza fomentan la circulación, fortalecen los músculos y tienen un efecto positivo en el estado de ánimo. Encuentre una actividad que le brinde alegría y que pueda integrar regularmente en su vida diaria. Solo 15 minutos de movimiento al día pueden hacer una diferencia notable. No se trata de rendimiento, sino de bienestar y conexión con el propio cuerpo. La ropa también juega un papel en la percepción corporal. Use ropa en la que se sienta cómodo y que resalte positivamente su forma corporal. Experimente con diferentes cortes y colores para descubrir qué le queda bien y fortalece su confianza. Evite la ropa demasiado ajustada o demasiado holgada, que puede hacer que las proporciones del cuerpo parezcan desfavorables. En su lugar, opte por telas y cortes cómodos que fluyan suavemente sobre su silueta. Un atuendo bien ajustado puede aumentar la autoestima y apoyar una percepción corporal positiva. Los medios de comunicación moldean nuestra imagen del cuerpo ideal. Imágenes perfectas, a menudo editadas, en revistas y redes sociales pueden llevar a expectativas poco realistas y comparaciones que afectan negativamente la autoimagen. Reduzca el consumo de esos medios y siga cuentas que promuevan Body Positivity y la autoaceptación. Rodéese de influencias positivas que le ayuden a valorar su cuerpo y sentirse bien en él.

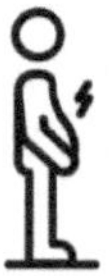

achtsamkeitsuebungen también pueden contribuir a mejorar la percepción corporal. Tómese tiempo regularmente para escuchar dentro de sí mismo y percibir conscientemente sus sensaciones corporales. Sienta la respiración, la temperatura de la piel, el contacto de los pies con el suelo. Estos ejercicios ayudan a fortalecer la conexión con el propio cuerpo y aceptarlo como una parte valiosa del yo. No se compare con los demás. Cada cuerpo es único y tiene su propia historia. Concéntrese en sus progresos y logros individuales, en lugar de medirse con ideales poco realistas. Celebre pequeños pasos y reconozca los cambios positivos que logra en su percepción corporal. El camino hacia la autoaceptación es un proceso que requiere tiempo y paciencia. Sea indulgente consigo mismo y tómese descansos cuando los necesite. Rodéese de personas que lo apoyen y le brinden energía positiva. Una red social sólida puede ayudarle a superar momentos difíciles y fortalecer su autoestima. El apoyo profesional también puede ser útil para mejorar la percepción corporal y lidiar con los efectos emocionales de un hipotiroidismo. Un terapeuta o consejero puede proporcionarle estrategias y técnicas individuales para fortalecer su autoimagen y desarrollar una sensación positiva del cuerpo.

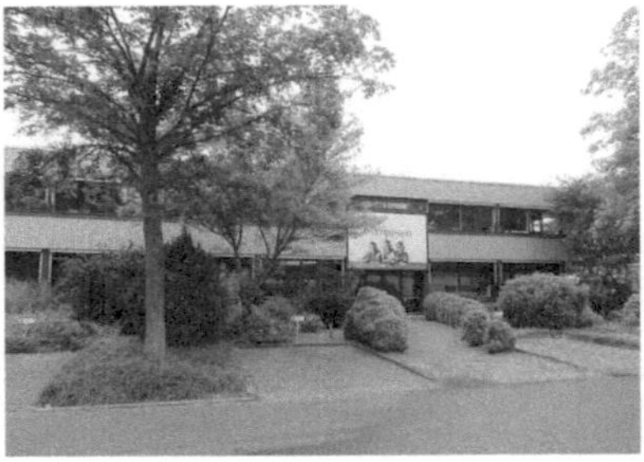

Autocompasión [i54]

Conciencia Corporal y Autocuidado con Hipotiroidismo

Intensidad de las molestias en relación con la región del cuerpo y el esfuerzo de autocuidado.

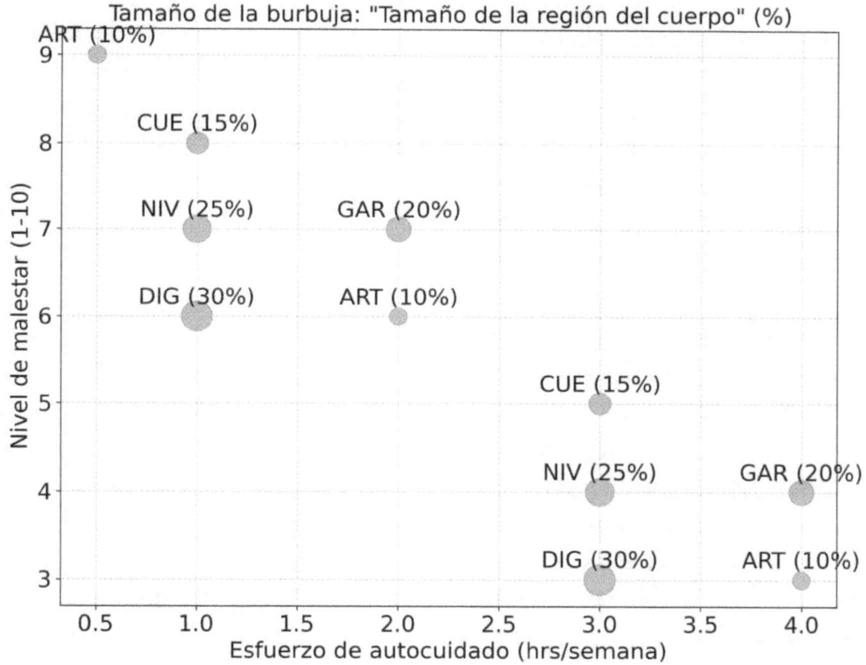

Blasengröße: Tamaño de la región del cuerpo (%)

ART: Articulaciones

CUE: Cuello

DIG: Digestión

GAR: Garganta

NIV: Niveles de energía

El gráfico destaca una correlación entre el esfuerzo de autocuidado y la reducción de la intensidad de los síntomas en varias regiones del cuerpo. Las áreas con mayor autocuidado muestran una tendencia hacia un menor malestar informado. Cabe destacar que algunas regiones experimentan una mejora significativa con un mayor esfuerzo, mientras que otras muestran rendimientos decrecientes, lo que sugiere la necesidad de enfoques específicos.

Regeneración

La regeneración en el caso de hipotiroidismo significa proporcionar al cuerpo los recursos que necesita para sus funciones. Un equilibrio hormonal alterado ralentiza los procesos metabólicos, lo que afecta los niveles de energía, el sueño y la renovación celular. Dormir lo suficiente es esencial, ya que el cuerpo realiza importantes procesos de reparación y regula hormonas durante el sueño. Apunte a 7-9 horas de sueño por noche y cree un ambiente propicio para dormir con luz tenue y una temperatura agradable. Un ritmo de sueño constante, es decir, irse a la cama y despertarse a la misma hora todos los días, apoya el ritmo biológico natural. También durante el día, el cuerpo necesita períodos de descanso. Breves pausas en la vida cotidiana, como unos minutos de meditación o respiración consciente, pueden ayudar a reducir el estrés y recargar la energía. Técnicas de relajación como progressive_muskelentspannung o autogenes_training pueden fomentar la calma interior y mejorar el sueño. Una dieta equilibrada proporciona al cuerpo los nutrientes esenciales para la regeneración. Preste atención a una ingesta adecuada de vitaminas y minerales, especialmente yodo, selenio, zinc y hierro, que son importantes para la producción de hormonas tiroideas. Frutas y verduras frescas, productos integrales y grasas saludables deben ser la base de su dieta. Evite los alimentos altamente procesados, el azúcar y las grasas no saludables, que pueden sobrecargar el cuerpo y promover procesos inflamatorios. Un chequeo regular con el médico ayuda a identificar y tratar deficiencias. Además del sueño y la alimentación, la actividad física moderada contribuye a la regeneración. El ejercicio promueve la circulación sanguínea, fortalece el sistema inmunológico y tiene un efecto positivo en el equilibrio hormonal y el estado de ánimo. Encuentre un deporte que disfrute, como nadar, caminar o bailar. Ajuste la intensidad a su nivel de energía y evite el sobreesfuerzo. Incluso breves paseos al aire libre pueden ser beneficiosos y apoyar la regeneración. Integre el movimiento regularmente en su vida diaria, como subir escaleras en lugar de usar el ascensor o ir en bicicleta al trabajo. Asegúrese de darle a su cuerpo suficiente tiempo para recuperarse después de la actividad física. Los masajes pueden aliviar tensiones y promover la circulación. El calor, como un baño caliente o una bolsa de agua caliente, puede aliviar molestias musculares. La atención plena en la vida cotidiana, como comer conscientemente o escuchar atentamente, ayuda a reducir el estrés y agudiza la percepción de las propias necesidades. Escuche las señales de su cuerpo y tómese un descanso cuando esté cansado. La regeneración es un proceso individual. Experimente con diferentes métodos y descubra qué le sienta mejor. Un diario puede ser útil para documentar el progreso y reconocer patrones. Si se siente abrumado, busque apoyo de un médico, terapeuta o grupo de autoayuda.

Deficiencias

Las deficiencias de ciertos nutrientes, como yodo, selenio, zinc y hierro, pueden afectar la función tiroidea y agravar los síntomas del hipotiroidismo. Una dieta equilibrada y, si es necesario, la ingesta de suplementos pueden ayudar a compensar las deficiencias.

Equilibrio Hormonal

Un equilibrio hormonal adecuado es importante para la función tiroidea y el metabolismo en general. En el hipotiroidismo, el equilibrio hormonal puede alterarse, lo que puede afectar diversas funciones corporales. Un tratamiento específico para el hipotiroidismo puede ayudar a restaurar el equilibrio hormonal.

Procesos Metabólicos

Los procesos metabólicos en el cuerpo están estrechamente relacionados con la función tiroidea. Un hipotiroidismo puede ralentizar el metabolismo y provocar diversos síntomas como fatiga, aumento de peso y sensibilidad al frío. A través de un tratamiento adecuado y un estilo de vida saludable, los procesos metabólicos pueden ser estimulados nuevamente.

Efectividad de las Prácticas de Regeneración para el Manejo del Hipotiroidismo

Impacto de varias estrategias de autocuidado en el bienestar

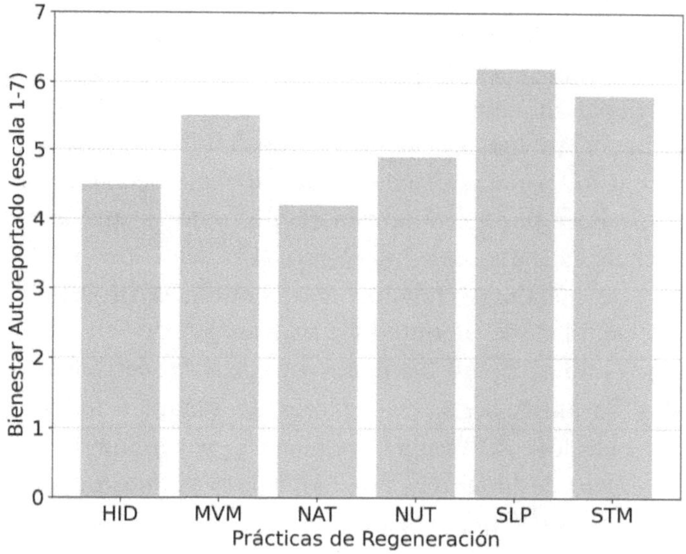

HID: Hidratación (8+ vasos/día)

MVM: Movimiento Consciente (Yoga, Tai Chi)

NAT: Tiempo en la Naturaleza

NUT: Nutrición Optimizada

SLP: Sueño Prioritario (7-9 horas)

STM: Manejo Activo del Estrés

Los datos sugieren que priorizar el sueño, el manejo del estrés y el movimiento consciente contribuye significativamente a mejorar el bienestar de las personas que manejan el hipotiroidismo. Si bien la nutrición juega un papel crucial, su impacto parece menos pronunciado en esta visualización, lo que posiblemente indica la complejidad de los ajustes dietéticos y las respuestas individuales. Centrarse en prácticas holísticas que abarquen el bienestar mental y físico produce los efectos positivos más notables.

Monitoreo de la salud

El monitoreo de la salud en el caso de hipotiroidismo implica la observación regular de varios parámetros para seguir la evolución de la enfermedad y ajustar la terapia. Además del control médico, la autoobservación y la documentación juegan un papel importante. Anote sus síntomas, su intensidad y cualquier cambio. Un diario de síntomas puede proporcionar información valiosa al médico y optimizar la terapia. Los síntomas relevantes incluyen, por ejemplo, fatiga, dificultades de concentración, cambios de humor, estreñimiento, cambios de peso y sensibilidad a la temperatura. También registre su ciclo menstrual, si corresponde, ya que las hormonas tiroideas pueden influir en él. Los valores tiroideos TSH, fT3 y fT4 forman la base del monitoreo. El valor de TSH indica la actividad de la glándula pituitaria, que controla la tiroides. fT3 y fT4 reflejan la cantidad de hormonas tiroideas activas en la sangre. La dosificación óptima de las hormonas tiroideas se establece de manera individual y se ajusta según los valores de sangre y los síntomas. Se requieren controles de sangre regulares, generalmente cada 6-12 semanas al inicio de la terapia y luego cada 6-12 meses, para mantener los valores dentro del rango normal. Siempre discuta los resultados de sus análisis de sangre con su médico para ajustar la terapia si es necesario. Además de los valores tiroideos, otros parámetros sanguíneos pueden ser relevantes para detectar deficiencias o enfermedades secundarias. Esto incluye, por ejemplo, hierro, ferritina, vitamina B12, vitamina D, ácido fólico y nutrientes como selenio y zinc, que son importantes para la función tiroidea. Una deficiencia de nutrientes puede intensificar los síntomas de hipotiroidismo. Por ejemplo, una deficiencia de hierro puede llevar a un aumento de la fatiga y la falta de energía. Hable con su médico sobre si son necesarias pruebas de sangre adicionales. Documente, además de los valores de sangre y los síntomas, factores que influyen en su bienestar. Esto incluye, entre otros, su dieta, actividad física, nivel de estrés y calidad del sueño. Esta información puede ayudarle a usted y a su médico a identificar conexiones y optimizar la terapia. Si, por ejemplo, nota que ciertos alimentos agravan sus síntomas, puede evitarlos y así mejorar su bienestar. También las técnicas de manejo del estrés, como el yoga, meditation o autogenes_training, pueden tener un efecto positivo en la evolución de la enfermedad. A través del ejercicio regular, puede estimular su metabolismo y aumentar su energía. Asegúrese de dormir lo suficiente para permitir que su cuerpo se recupere adecuadamente. El monitoreo de la salud requiere participación activa y autoobservación continua. A través de la documentación de sus síntomas, valores de sangre y hábitos de vida, obtendrá una visión general de su estado de salud y podrá participar activamente en su recuperación. La colaboración con su médico es esencial para ajustar la terapia de manera individual y mejorar su bienestar. Un enfoque estructurado, como el uso de una aplicación de salud digital, puede facilitar la documentación y proporcionar valiosas evaluaciones. Así, obtendrá una visión clara de sus progresos y podrá identificar problemas potenciales de manera temprana.

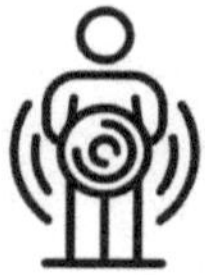

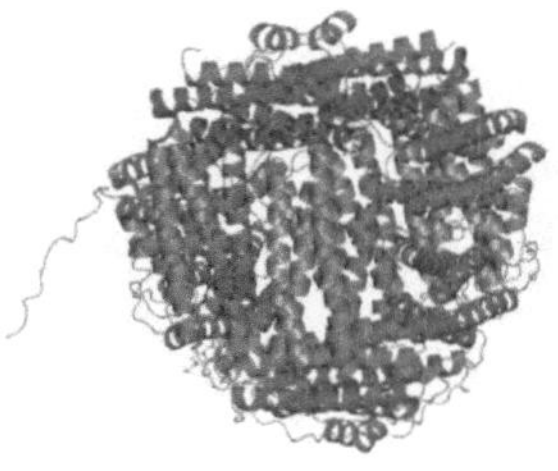

Ferritina [i55]

Bueno saber

Diario de síntomas

Un diario en el que se registran los síntomas, su intensidad y duración, para identificar patrones y desencadenantes relacionados con el hipotiroidismo.

Ferritina

Una proteína que almacena hierro. El nivel de ferritina en la sangre indica las reservas de hierro en el cuerpo, que pueden verse afectadas en el caso de hipotiroidismo.

Monitoreo

Supervisión y documentación regular de datos de salud para detectar cambios a tiempo y ajustar el tratamiento en el caso de hipotiroidismo.

TSH

Una hormona producida por la glándula pituitaria que estimula la tiroides. El nivel de TSH se mide en sangre para evaluar la función tiroidea.

Distribución del Monitoreo de Salud

Distribución de los parámetros de automonitoreo para el manejo del hipotiroidismo.

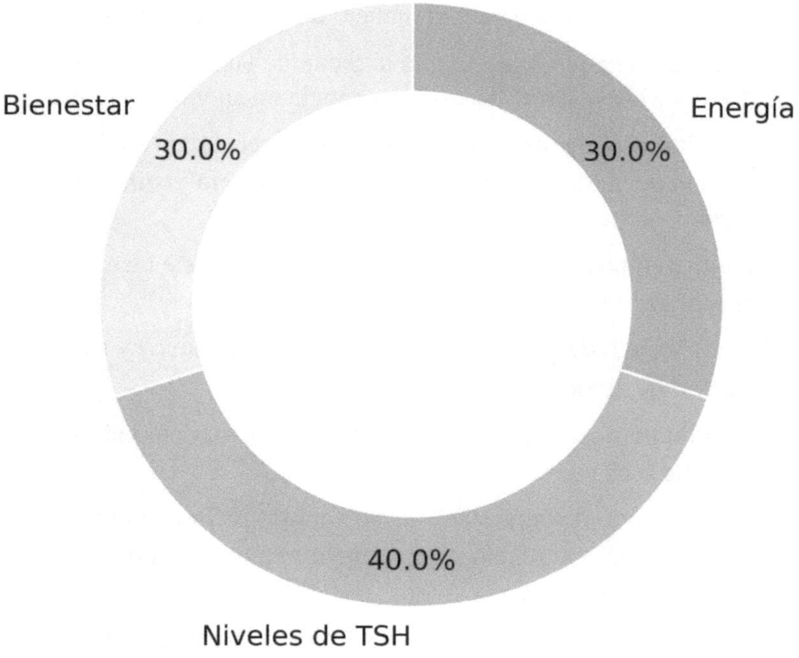

- BIE: Bienestar
- ENE: Niveles de Energía
- NTS: Niveles de TSH

Si bien los niveles de TSH son cruciales, un enfoque holístico considera el bienestar y los niveles de energía, destacando la importancia de los ajustes individualizados del tratamiento en función del panorama completo de los síntomas y las medidas objetivas.

Consejos concretos

- ○ Conecte su toma diaria de medicamentos con un breve momento de atención plena y sienta cómo la pastilla apoya su cuerpo.
- ○ Cree una mezcla de aromas personalizada con aceites esenciales que le recuerde su bienestar y su fortaleza, y utilícela a diario.
- ○ Escríbase una carta cariñosa en la que reconozca sus progresos y fortalezas, especialmente en el manejo de su hipotiroidismo.
- ○ Desarrolle un pequeño gesto que le recuerde su autocuidado y utilícelo varias veces al día como un ancla en su vida cotidiana.
- ○ Reúna citas o imágenes inspiradoras que le recuerden su fuerza y su capacidad de autocuidado y colóquelas de manera visible en su entorno.
- ○ Dedique tiempo cada día a un breve viaje de fantasía en el que se sienta saludable y lleno de energía.
- ○ Elija un "objeto de poder" que le recuerde sus recursos y su capacidad de autocuidado y llévelo consigo.
- ○ Desarrolle un mantra personal que refuerce su autocuidado y repítalo en voz alta o en silencio varias veces al día.
- ○ Cree un "sonido de bienestar", como sonidos de la naturaleza o su música favorita, y utilícelo para recuperar su calma interior en situaciones estresantes.
- ○ Incorpore pequeñas sesiones de movimiento en su vida diaria, como mantenerse de pie sobre una pierna mientras se cepilla los dientes, para fomentar su equilibrio y percepción corporal.
- ○ Desarrolle un ritual que marque el final del día y le ayude a soltar y prepararse para la regeneración nocturna.

Revisión - 5. Medidas concomitantes

Un enfoque integral para el tratamiento del hipotiroidismo requiere, además de la terapia medicamentosa, medidas complementarias que aumenten su bienestar y apoyen activamente su recuperación. El camino hacia más energía y calidad de vida pasa por la gestión consciente de su estilo de vida, desde la alimentación hasta el ejercicio, la gestión del estrés, la percepción corporal y la regeneración. Es importante desarrollar estrategias individuales que se adapten a sus necesidades y situación de vida.

Comience optimizando su metabolismo. Una dieta reducida en carbohidratos puede, en consulta con su médico o un nutricionista, ayudar a estimular su metabolismo y regular su peso. Integre el ejercicio regular en su vida diaria. Un plan de entrenamiento equilibrado que incluya ejercicio cardiovascular y de fuerza fortalecerá su musculatura, aumentará su tasa metabólica basal y mejorará su condición cardiovascular. Comience despacio y aumente la intensidad gradualmente para evitar sobrecargas. Un diario de alimentación puede ayudarle a analizar sus hábitos alimenticios y reconocer patrones desfavorables. Documente qué, cuándo y cuánto come, así como su estado de ánimo y nivel de actividad. Esta información proporcionará valiosos conocimientos para ajustar su estrategia alimentaria.

La gestión del estrés juega un papel crucial en el tratamiento del hipotiroidismo. El estrés crónico puede afectar negativamente su sistema inmunológico y su equilibrio hormonal. Técnicas de relajación como el yoga, la meditación o el entrenamiento autógeno le ayudarán a reducir el estrés y encontrar su calma interior. Preste atención a una adecuada higiene del sueño. Cree un entorno propicio para dormir, evite la cafeína y el alcohol por la noche y establezca un ritmo de sueño regular. Un ritmo diario constante apoya la producción hormonal natural de su cuerpo y estabiliza su metabolismo. Intente mantener horarios fijos para las comidas, el ejercicio y la relajación, incluso si sus horarios laborales son irregulares.

Cultive una percepción corporal positiva. Acepte su cuerpo en su estado actual y concéntrese en sus fortalezas. El movimiento suave, el toque consciente y la ropa cómoda pueden ayudarle a sentirse más a gusto en su cuerpo. Reduzca el consumo de medios que propagan ideales de belleza poco realistas. Los ejercicios de atención plena le apoyan en la percepción consciente de sus sensaciones corporales y en el desarrollo de una imagen corporal positiva. La regeneración es una parte importante del tratamiento integral. Dé a su cuerpo el tiempo y los recursos que necesita para recuperarse. Dormir lo suficiente, mantener una dieta equilibrada, hacer ejercicio moderado y practicar técnicas de relajación fomentan su regeneración y fortalecen su resistencia. El monitoreo regular de sus datos de salud, incluidos sus valores tiroideos, síntomas y hábitos de vida, le permite a usted y a su médico ajustar la terapia de manera óptima y seguir su progreso.

La implementación de estas medidas complementarias requiere tiempo, paciencia y autodisciplina. Sea indulgente consigo mismo si experimenta contratiempos. Celebre sus éxitos, sin importar cuán pequeños puedan parecer. Cada paso que dé hacia un estilo de vida más saludable es una contribución valiosa a su bienestar y recuperación. Con un enfoque integral y el apoyo de su médico, puede enfrentar los desafíos del hipotiroidismo y mejorar su calidad de vida de manera sostenible.

Ofertas adicionales gratuitas planificadas

Nos complace poder ofrecerle en el futuro materiales complementarios gratuitos para este libro:

- Un capítulo bonus exclusivo con contenido adicional
- Un resumen compacto de todo el libro en formato PDF
- Una versión de radioteatro (En Planificación)

Se prevé que estos materiales se publiquen en 2025.
Le invitamos a visitar nuestro sitio web hoy mismo. Cuando se lance nuestro servicio de boletín (previsto para 2025), podrá registrarse para recibir actualizaciones y no perderse ninguna novedad sobre las ofertas adicionales gratuitas.

www.SaageBooks.com/es/
comprender_y_tratar_las_enfermedades_de_la_tiroides-bonus-EZ9
PE6

Estimados lectores,

Nos sentimos profundamente honrados de que hayan dedicado tiempo a leer nuestro libro de principio a fin. Nuestro mayor deseo es proporcionarles ideas valiosas y orientación práctica. Su confianza en nuestro trabajo significa mucho para nosotros. Esperamos que la lectura haya sido enriquecedora para ustedes. Si tienen alguna pregunta o sugerencia, no duden en contactarnos a través de nuestro sitio web.

Si han disfrutado de este libro, agradeceríamos enormemente una reseña honesta. Pueden dejar fácilmente su valoración honesta en la plataforma de venta donde compraron el libro.
¡Gracias por su apoyo!

Bendis Saage

Saage Media GmbH - Equipo

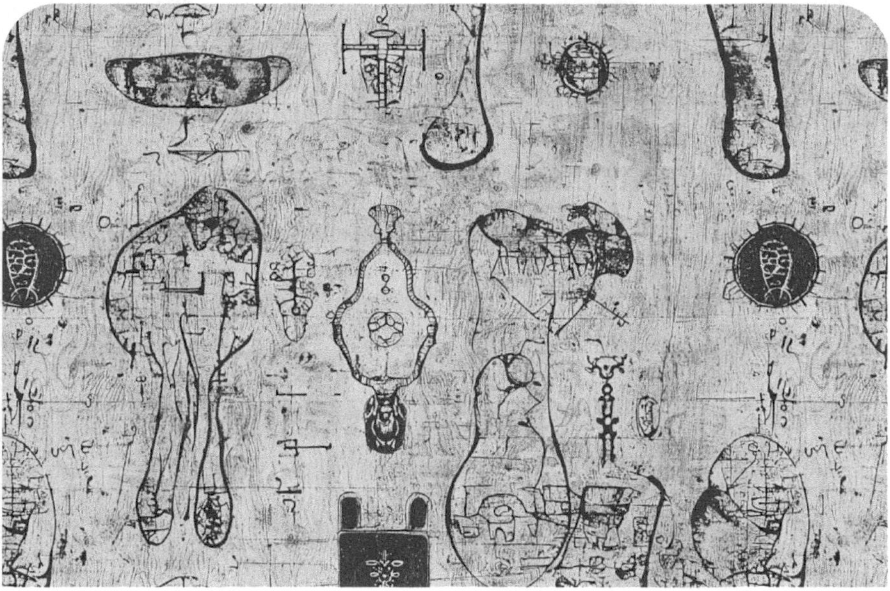

www.SaageBooks.com/es

¡Descubre más! Nuestro sitio web editorial te ofrece una variada selección de libros adicionales. Además de contenido gratuito y materiales exclusivos de bonificación, encontrarás información detallada sobre nuestras obras. Explora nuestra extensa oferta digital y déjate inspirar por experiencias adicionales de lectura.

www.SaageBooks.com/es

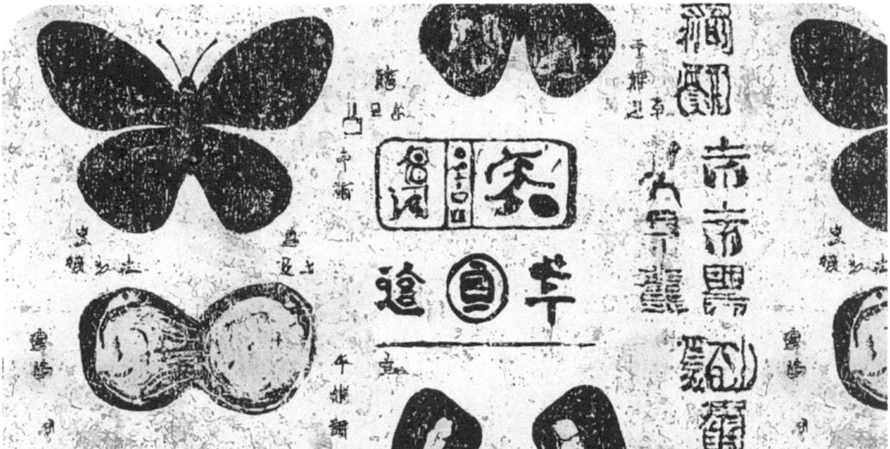

Fuentes

Nuestro sincero agradecimiento a todos los autores de las fuentes científicas y no científicas citadas, a los operadores de los sitios web referenciados y a los creadores de las imágenes, gráficos y estudios utilizados, cuyo valioso trabajo ha contribuido a la creación de este libro.

Para más información, le recomendamos visitar los sitios web de las fuentes.

Si descubre errores de asignación u otras inconsistencias, por favor contáctenos.

Todas las fuentes fueron consultadas por última vez el: 2025-02-14

[s1] - https://www.ncbi.nlm.nih.gov/books/NBK560743/

Autor:	Jose G. Sanchez Jimenez, Orlando De Jesus	**Título:**	Hypothalamic Dysfunction
por:	StatPearls Publishing	**Fecha:**	2023/08/23
Sitio web:	NCBI Bookshelf	**Editorial:**	StatPearls Publishing

[s2] - https://www.ncbi.nlm.nih.gov/books/NBK538327/

Autor:	Timothy J. O'Toole, Sandeep Sharma	**Título:**	Physiology, Somatostatin
por:	StatPearls Publishing	**Fecha:**	2023/07/24
Sitio web:	NCBI Bookshelf	**Editorial:**	StatPearls Publishing

[s3] - https://www.ncbi.nlm.nih.gov/books/NBK526069/

Autor:	Brian Cuzzo, Sandeep A. Padala, Sarah L. Lappin	**Título:**	Physiology, Vasopressin
por:	StatPearls Publishing	**Fecha:**	2023/08/14
Sitio web:	NCBI Bookshelf	**Editorial:**	StatPearls Publishing

[s4] - https://pubmed.ncbi.nlm.nih.gov/14692598/

Autor:	Speakman JR;Selman C.	**Título:**	Physical activity and resting metabolic rate
por:	PubMed	**DOI:**	10.1079/PNS2003282
Fecha:	2003 Aug	**Sitio web:**	PubMed
Editorial:	Proc Nutr Soc		

[s5] - https://pubmed.ncbi.nlm.nih.gov/10919953/

Autor:	Coyle EF	**Título:**	Physical activity as a metabolic stressor
por:	PubMed	**DOI:**	10.1093/ajcn/72.2.512S
Fecha:	2000 Aug	**Sitio web:**	PubMed
Editorial:	Am J Clin Nutr		

[s6] - https://pmc.ncbi.nlm.nih.gov/articles/PMC7377236/

Autor:	John P Thyfault, Audrey Bergouignan	**Título:**	Exercise and metabolic health: beyond skeletal muscle
DOI:	10.1007/s00125-020-05177-6	**Fecha:**	2020 Jun 11
Sitio web:	PubMed Central (PMC)	**Editorial:**	Diabetologia

[s7] - https://www.ncbi.nlm.nih.gov/pmc/articles/PMC9693488/

Autor:	Xiaolong Li, Feifei Yuan, Lili Zhou	**Título:**	Organ Crosstalk in Acute Kidney Injury: Evidence and Mechanisms
por:	State Key Laboratory of Organ Failure Research, National Clinical Research Center of Kidney Disease, Division of Nephrology, Nanfang Hospital, Southern Medical University, Guangzhou	**DOI:**	10.3390/jcm11226637
Fecha:	2022 Nov 9	**Sitio web:**	PubMed Central (PMC)
Editorial:	Journal of Clinical Medicine		

[s8] - https://www.nlm.nih.gov/medlineplus/laboratorytests.html

Título:	Laboratory Tests	**por:**	National Library of Medicine
Fecha:	2017-12-13	**Sitio web:**	MedlinePlus
Editorial:	National Library of Medicine		

[s9] - https://www.ninds.nih.gov/health-information/disorders/neurological-diagnostic-tests-and-procedures

Título:	Neurological Diagnostic Tests and Procedures I National Institute of Neurological Disorders and Stroke	**por:**	National Institute of Neurological Disorders and Stroke (NINDS)
Sitio web:	National Institute of Neurological Disorders and Stroke	**Editorial:**	National Institute of Neurological Disorders and Stroke (NINDS)

[s10] - https://www.nlm.nih.gov/medlineplus/metabolicpanel.html

Título:	Comprehensive Metabolic Panel (CMP): MedlinePlus Medical Test	**por:**	National Library of Medicine
Fecha:	December 4, 2023	**Sitio web:**	MedlinePlus
Editorial:	National Institutes of Health (NIH)		

[s11] - https://www.niams.nih.gov/health-topics/rheumatoid-arthritis/diagnosis-treatment-and-steps-to-take

Autor:	NIAMS Science Communications and Outreach Branch	**Título:**	Rheumatoid Arthritis: Diagnosis, Treatment, and Steps to Take
por:	National Institute of Arthritis and Musculoskeletal and Skin Diseases (NIAMS)	**Fecha:**	2017-04-20
Sitio web:	niams.nih.gov	**Editorial:**	NIAMS

[s12] - https://pubmed.ncbi.nlm.nih.gov/8757353/

Autor:	Boland BJ; Wollan PC; Silverstein MD	**Título:**	Yield of laboratory tests for case-finding in the ambulatory general medical examination
por:	PubMed	**DOI:**	10.1016/s0002-9343(96)80068-4
Fecha:	1996 Aug	**Sitio web:**	PubMed
Editorial:	Am J Med		

[s13] - https://www.nlm.nih.gov/medlineplus/diagnosticimaging.html

Título:	Diagnostic Imaging	**por:**	National Library of Medicine
Fecha:	2000-02-03	**Sitio web:**	MedlinePlus
Editorial:	National Library of Medicine		

[s14] - https://www.niddk.nih.gov/health-information/diagnostic-tests/urinary-tract-imaging

Título:	Urinary Tract Imaging - NIDDK	**por:**	National Institute of Diabetes and Digestive and Kidney Diseases (NIDDK)
Fecha:	2025-01-15	**Sitio web:**	NIDDK
Editorial:	NIDDK - National Institute of Diabetes and Digestive and Kidney Diseases		

[s15] - https://pubmed.ncbi.nlm.nih.gov/19951909/

Autor:	Sangiovanni A; Manini MA; Iavarone M; Romeo R; Forzenigo LV; Fraquelli M; Massironi S; Della Corte C; Ronchi G; Rumi MG; Biondetti P; Colombo M	**Título:**	The diagnostic and economic impact of contrast imaging techniques in the diagnosis of small hepatocellular carcinoma in cirrhosis
por:	PubMed	**DOI:**	10.1136/gut.2009.187286
Fecha:	2010 May	**Sitio web:**	PubMed
Editorial:	Gut		

[s16] - https://pubmed.ncbi.nlm.nih.gov/35707373/

Autor:	Hussain S, Mubeen I, Ullah N, Shah SSUD, Khan BA, Zahoor M, Ullah R, Khan FA, Sultan MA	**Título:**	Modern Diagnostic Imaging Technique Applications and Risk Factors in the Medical Field: A Review
DOI:	10.1155/2022/5164970	**Fecha:**	06/06/2022
Sitio web:	PubMed	**Editorial:**	Biomed Res Int

[s17] - https://pmc.ncbi.nlm.nih.gov/articles/PMC10726078/

Autor:	Hamd E Yazdaan, Fnu Jaya, Fnu Sanjna, Maha Junaid, Sohaib Rasool, Ahmadullah Baig, Mohammad Zubair Natt, Nikhil Maurya, Subhan Iqbal, Bisto Alungal Yeldo, Alina S Khan, Giustino Varrassi, Satesh Kumar, Mahima Khatri, Saira K Awan	**Título:**	Advances in Thyroid Function Tests: Precision Diagnostics and Clinical Implications
por:	Cureus	**DOI:**	10.7759/cureus.48961
Fecha:	2023 Nov 17	**Sitio web:**	PubMed Central (PMC)
Editorial:	Cureus		

[s18] - https://www.niddk.nih.gov/health-information/diagnostic-tests/thyroid

Título:	Thyroid Tests - NIDDK	**por:**	NIDDK - National Institute of Diabetes and Digestive and Kidney Diseases
Fecha:	2024-12-13	**Sitio web:**	National Institute of Diabetes and Digestive and Kidney Diseases
Editorial:	NIDDK		

[s19] - https://pmc.ncbi.nlm.nih.gov/articles/PMC2935336/

Autor:	Gregory A Brent	**Título:**	Environmental Exposures and Autoimmune Thyroid Disease
por:	VA Greater Los Angeles Healthcare System, Departments of Medicine and Physiology, David Geffen School of Medicine at UCLA	**DOI:**	10.1089/thy.2010.1636
Fecha:	2010 Jul	**Sitio web:**	PubMed Central (PMC)
Editorial:	Thyroid		

[s20] - https://pmc.ncbi.nlm.nih.gov/articles/PMC3271310/

Autor:	Katja Zaletel, Simona Gaberšček	**Título:**	Hashimoto's Thyroiditis: From Genes to the Disease
por:	Department of Nuclear Medicine, University Medical Centre Ljubljana, Ljubljana, Slovenia	**DOI:**	10.2174/138920211798120763
Fecha:	2011 Dec	**Sitio web:**	PubMed Central (PMC)
Editorial:	Current Genomics		

[s21] - https://pmc.ncbi.nlm.nih.gov/articles/PMC6275017/

Autor:	Céline Tiffon	**Título:**	The Impact of Nutrition and Environmental Epigenetics on Human Health and Disease
por:	French National Cancer Institute	**DOI:**	10.3390/ijms19113425
Fecha:	2018 Nov 1	**Sitio web:**	PubMed Central (PMC)
Editorial:	International Journal of Molecular Sciences		

[s22] - https://www.ncbi.nlm.nih.gov/books/NBK459466/

Autor:	Juan-Sebastián Franco, Jenny Amaya-Amaya, Juan-Manuel Anaya	**Título:**	Thyroid disease and autoimmune diseases
por:	El Rosario University Press	**Fecha:**	2013/07/18
Sitio web:	NCBI Bookshelf	**Editorial:**	El Rosario University Press

[s23] - https://www.ncbi.nlm.nih.gov/books/NBK448195/

Autor:	Binod Pokhrel; Kamal Bhusal	**Título:**	Graves Disease
por:	StatPearls Publishing	**Fecha:**	2023/06/20
Sitio web:	NCBI Bookshelf	**Editorial:**	StatPearls Publishing

[s24] - https://pmc.ncbi.nlm.nih.gov/articles/PMC6619426/

Autor:	Layal Chaker, Antonio C Bianco, Jacqueline Jonklaas, Robin P Peeters	**Título:**	Hypothyroidism
por:	PubMed Central (PMC)	**DOI:**	10.1016/S0140-6736(17)30703-1
Fecha:	2017 Mar 20	**Sitio web:**	PubMed Central (PMC)
Editorial:	Lancet (London, England)		

[s25] - https://www.ncbi.nlm.nih.gov/books/NBK459248/

Autor:	Supreeya Swarup, Intisar Ahmed, Yulia Grigorova, Roman Zeltser	**Título:**	Metabolic Syndrome
por:	StatPearls Publishing	**Fecha:**	2024/03/07
Sitio web:	NCBI Bookshelf	**Editorial:**	StatPearls Publishing

[s26] - https://www.ncbi.nlm.nih.gov/books/NBK559331/

Autor:	Ashithkumar Beloor Suresh, Ria Monica D. Asuncion	**Título:**	Myasthenia Gravis
por:	StatPearls Publishing	**Fecha:**	2023/08/08
Sitio web:	NCBI Bookshelf	**Editorial:**	StatPearls Publishing

[s27] - https://pmc.ncbi.nlm.nih.gov/articles/PMC10214500/

Autor:	Benjamin Cohen, Adam Cadesky, Shuchie Jaggi	**Título:**	Dermatologic manifestations of thyroid disease: a literature review
por:	Donald and Barbara Zucker School of Medicine at Hofstra/Northwell	**DOI:**	10.3389/fendo.2023.1167890
Fecha:	2023 May 12	**Sitio web:**	PMC
Editorial:	Frontiers in Endocrinology		

[s28] - https://pmc.ncbi.nlm.nih.gov/articles/PMC8905334/

Autor:	Jacqueline Jonklaas	**Título:**	Optimal Thyroid Hormone Replacement
por:	Georgetown University, Division of Endocrinology, Washington, DC 20007, USA	**DOI:**	10.1210/endrev/bnab031
Fecha:	2021 Sep 20	**Sitio web:**	PubMed Central (PMC)
Editorial:	Endocrine Reviews		

[s29] - https://www.niddk.nih.gov/health-information/endocrine-diseases/hashimotos-disease

Título:	Hashimoto's Disease	**por:**	National Institute of Diabetes and Digestive and Kidney Diseases (NIDDK)
Fecha:	2025-01-03	**Sitio web:**	NIDDK
Editorial:	NIDDK - National Institute of Diabetes and Digestive and Kidney Diseases		

[s30] - https://pmc.ncbi.nlm.nih.gov/articles/PMC6619426/

Autor:	Layal Chaker, Antonio C Bianco, Jacqueline Jonklaas, Robin P Peeters	**Título:**	Hypothyroidism
por:	Academic Centre for Thyroid Disease, Erasmus University Medical Centre; Division of Endocrinology and Metabolism, Rush University Medical Center; Division of Endocrinology, Georgetown University	**DOI:**	10.1016/S0140-6736(17)30703-1
Fecha:	2017 Mar 20	**Sitio web:**	PubMed Central (PMC)
Editorial:	Lancet (London, England)		

[s31] - https://www.ncbi.nlm.nih.gov/books/NBK279005/

Autor:	Matthew I Kim	**Título:**	Hypothyroidism in Older Adults
por:	MDText.com, Inc.	**Fecha:**	2020/07/14
Sitio web:	NCBI Bookshelf	**Editorial:**	MDText.com, Inc.

[s32] - https://www.niddk.nih.gov/health-information/endocrine-diseases/multiple-endocrine-neoplasia-type-1

Título:	Multiple Endocrine Neoplasia Type 1 - NIDDK	**por:**	National Institute of Diabetes and Digestive and Kidney Diseases (NIDDK)
Fecha:	2025-01-16	**Sitio web:**	NIDDK
Editorial:	NIDDK - National Institute of Diabetes and Digestive and Kidney Diseases		

[s33] - https://www.niddk.nih.gov/health-information/endocrine-diseases/cushings-syndrome

Título:	Cushing's Syndrome	**por:**	National Institute of Diabetes and Digestive and Kidney Diseases (NIDDK)
Fecha:	2025-01-08	**Sitio web:**	NIDDK
Editorial:	NIDDK - National Institute of Diabetes and Digestive and Kidney Diseases		

[s34] - https://www.ncbi.nlm.nih.gov/books/NBK500006/

Autor:	Muhammad A. Shahid, Muhammad A. Ashraf, Sandeep Sharma	**Título:**	Physiology, Thyroid Hormone
por:	StatPearls Publishing	**Fecha:**	2023/06/05
Sitio web:	NCBI Bookshelf	**Editorial:**	StatPearls

[s35] - https://pmc.ncbi.nlm.nih.gov/articles/PMC9392461/

Autor:	Surya P Nuguru, Sriker Rachakonda, Shravani Sripathi, Mashal I Khan, Naomi Patel, Roja T Meda	**Título:**	Hypothyroidism and Depression: A Narrative Review
por:	Kamineni Academy of Medical Sciences and Research Center, Bogomolets National Medical University, Bhaskar Medical College, Khyber Girls Medical College, Smt. Nathiba Hargovandas Lakhmichand (NHL) Municipal Medical College, Narayana Medical College	**DOI:**	10.7759/cureus.28201
Fecha:	2022 Aug 20	**Sitio web:**	PubMed Central (PMC)
Editorial:	Cureus		

[s36] - https://pmc.ncbi.nlm.nih.gov/articles/PMC10843736/

Autor:	Antonio C Bianco	**Título:**	Emerging Therapies in Hypothyroidism
por:	University of Chicago School of Medicine	**DOI:**	10.1146/annurev-med-060622-101007
Fecha:	2023 Sep 22	**Sitio web:**	PubMed Central (PMC)
Editorial:	Annual review of medicine		

[s37] - https://pmc.ncbi.nlm.nih.gov/articles/PMC11221272/

Autor:	Sabina Casula, Matthew D Ettleson, Antonio C Bianco	**Título:**	Are We Restoring Thyroid Hormone Signaling in LT4-Treated Patients with Residual Symptoms of Hypothyroidism?
por:	National Library of Medicine (NLM)	**DOI:**	10.1016/j.eprac.2023.04.003
Fecha:	2023 Jul	**Sitio web:**	PubMed Central (PMC)
Editorial:	Endocrine practice : official journal of the American College of Endocrinology and the American Association of Clinical Endocrinologists		

[s38] - https://pmc.ncbi.nlm.nih.gov/articles/PMC4264616/

Autor:	Mary H Samuels	**Título:**	Psychiatric and cognitive manifestations of hypothyroidism
por:	Oregon Health & Science University	**DOI:**	10.1097/MED.0000000000000089
Fecha:	2014 Oct	**Sitio web:**	PubMed Central (PMC)
Editorial:	Current opinion in endocrinology, diabetes, and obesity		

[s39] - https://pmc.ncbi.nlm.nih.gov/articles/PMC6507635/

Autor:	Bernadette Biondi, George J Kahaly, R Paul Robertson	**Título:**	Thyroid Dysfunction and Diabetes Mellitus: Two Closely Associated Disorders
DOI:	10.1210/er.2018-00163	**Fecha:**	2019 Jan 14
Sitio web:	PubMed Central (PMC)		

[s40] - https://ods.od.nih.gov/factsheets/Iodine-HealthProfessional/

Título: Iodine - Health Professional Fact Sheet **por:** Office of Dietary Supplements
Sitio web: Office of Dietary Supplements **Editorial:** National Institutes of Health

---

[s41] - https://pmc.ncbi.nlm.nih.gov/articles/PMC5307254/

Autor: Mara Ventura, Miguel Melo, Francisco Carrilho **Título:** Selenium and Thyroid Disease: From Pathophysiology to Treatment
por: National Center for Biotechnology Information (NCBI) **DOI:** 10.1155/2017/1297658
Fecha: 2017 Jan 31 **Sitio web:** PubMed Central (PMC)
Editorial: International Journal of Endocrinology

[s42] - https://www.niddk.nih.gov/health-information/endocrine-diseases/hypothyroidism

Título: Hypothyroidism (Underactive Thyroid) **por:** National Institute of Diabetes and Digestive and Kidney Diseases (NIDDK)
Fecha: 2025-01-15 **Sitio web:** NIDDK
Editorial: NIDDK - National Institute of Diabetes and Digestive and Kidney Diseases

---

[s43] - https://pubmed.ncbi.nlm.nih.gov/36839399/

Autor: Osowiecka K; Myszkowska-Ryciak J **Título:** The Influence of Nutritional Intervention in the Treatment of Hashimoto's Thyroiditis-A Systematic Review
por: PubMed **DOI:** 10.3390/nu15041041
Fecha: 02/20/2023 **Sitio web:** PubMed
Editorial: Nutrients

[s44] - https://pmc.ncbi.nlm.nih.gov/articles/PMC9101513/

Autor: Yana Danailova, Tsvetelina Velikova, Georgi Nikolaev, Zorka Mitova, Alexander Shinkov, Hristo Gagov, Rossitza Konakchieva **Título:** Nutritional Management of Thyroiditis of Hashimoto
por: Sofia University "St. Kliment Ohridski", University Hospital Lozenetzz, Bulgarian Academy of Sciences, Medical University of Sofia **DOI:** 10.3390/ijms23095144
Fecha: 2022 May 5 **Sitio web:** PubMed Central (PMC)

[s45] - https://ods.od.nih.gov/factsheets/Iodine-HealthProfessional/

Título: Iodine - Health Professional Fact Sheet **por:** NIH Office of Dietary Supplements
Sitio web: Office of Dietary Supplements **Editorial:** National Institutes of Health

---

[s46] - https://ods.od.nih.gov/factsheets/Iodine-Consumer/

Título: Iodine - Consumer **por:** Office of Dietary Supplements (ODS), National Institutes of Health (NIH)
Sitio web: ODS.OD.NIH.gov

[s47] - https://pmc.ncbi.nlm.nih.gov/articles/PMC9962371/

Autor:	Karolina Osowiecka, Joanna Myszkowska-Ryciak	**Título:**	The Influence of Nutritional Intervention in the Treatment of Hashimoto's Thyroiditis—A Systematic Review
por:	Warsaw University of Life Sciences (WULS)	**DOI:**	10.3390/nu15041041
Fecha:	2023 Feb 20	**Sitio web:**	PubMed Central (PMC)
Editorial:	Nutrients		

[s48] - https://pmc.ncbi.nlm.nih.gov/articles/PMC7440342/

Autor:	Hyongjun Kim, Sun-Young Moon, Kyungsun Han, Jun-Hwan Lee, Jong Hwan Im, Sungha Kim, Jeong-Eun Yoo	**Título:**	Treatment of hypothyroidism using Korean medicine: 2 case reports
DOI:	10.1097/MD.0000000000019737	**Fecha:**	2020 May 1
Sitio web:	PubMed Central (PMC)	**Editorial:**	Medicine

[s49] - https://pmc.ncbi.nlm.nih.gov/articles/PMC10966165/

Autor:	Abhijit Baishya, Kashinath Metri	**Título:**	Effects of yoga on hypothyroidism: A systematic review
por:	National Library of Medicine (NLM); National Institutes of Health (NIH); Department of Yoga, Central University of Rajasthan, India	**DOI:**	10.1016/j.jaim.2024.100891
Fecha:	2024 Mar 19	**Sitio web:**	PubMed Central (PMC)
Editorial:	Journal of Ayurveda and Integrative Medicine		

[s50] - https://pmc.ncbi.nlm.nih.gov/articles/PMC9934045/

Autor:	Filip Medić, Miro Bakula, Maša Alfirević, Maja Bakula, Katarina Mucić, Nikolina Marić	**Título:**	AMIODARONE AND THYROID DYSFUNCTION
por:	Sveti Duh University Hospital, Zagreb, Croatia; School of Medicine, University of Zagreb, Zagreb, Croatia; Merkur University Hospital, Vuk Vrhovac University Clinic for Diabetes and Metabolism, Zagreb, Croatia	**DOI:**	10.20471/acc.2022.61.02.20
Fecha:	2022 Aug	**Sitio web:**	PubMed Central (PMC)
Editorial:	Acta Clinica Croatica		

[s51] - https://pubmed.ncbi.nlm.nih.gov/24783045/

Autor:	Iwen KA, Schröder E, Brabant G	**Título:**	Thyroid hormones and the metabolic syndrome
DOI:	10.1159/000351249	**Fecha:**	2013 Jun
Sitio web:	PubMed	**Editorial:**	Eur Thyroid J

[s52] - https://pmc.ncbi.nlm.nih.gov/articles/PMC5471726/

Autor:	Saroj Khatiwada, Santosh Kumar Sah, Rajendra KC, Nirmal Baral, Madhab Lamsal	**Título:**	Thyroid dysfunction in metabolic syndrome patients and its relationship with components of metabolic syndrome
DOI:	10.1186/s40842-016-0021-0	**Fecha:**	2016 Feb 1
Sitio web:	PubMed Central (PMC)	**Editorial:**	Clinical Diabetes and Endocrinology

[s53] - https://pubmed.ncbi.nlm.nih.gov/21044253/
Autor: van Leersum NJ, van Leersum RL, Verwey HF, Klautz RJ
Título: Pain symptoms accompanying chronic poststernotomy pain: a pilot study
por: National Center for Biotechnology Information
DOI: 10.1111/j.1526-4637.2010.00975.x
Fecha: 2010 Nov
Sitio web: PubMed
Editorial: Pain Med

[s54] - https://pubmed.ncbi.nlm.nih.gov/17011351/
Autor: Franco Mongini, Eugenia Rota, Andrea Novello
Título: Accompanying symptoms and psychiatric comorbidity in migraine and tension-type headache patients
por: PubMed
DOI: 10.1016/j.jpsychores.2006.03.005
Fecha: 2006 Oct
Sitio web: PubMed
Editorial: J Psychosom Res

[s55] - https://pubmed.ncbi.nlm.nih.gov/23534887/
Autor: Zidverc-Trajkovic J;Podgorac A; Radojicic A;Sternic N
Título: Migraine-like accompanying features in patients with cluster headache. How important are they?
DOI: 10.1111/head.12077
Fecha: 2013 Oct
Sitio web: PubMed
Editorial: Headache

[s56] - https://pmc.ncbi.nlm.nih.gov/articles/PMC9962371/
Autor: Karolina Osowiecka, Joanna Myszkowska-Ryciak
Título: The Influence of Nutritional Intervention in the Treatment of Hashimoto's Thyroiditis—A Systematic Review
por: Warsaw University of Life Sciences (WULS)
DOI: 10.3390/nu15041041
Fecha: 2023 Feb 20
Sitio web: PubMed Central (PMC)
Editorial: Nutrients

[s57] - https://pmc.ncbi.nlm.nih.gov/articles/PMC11314468/
Autor: Anna-Mariia Shulhai, Roberta Rotondo, Maddalena Petraroli, Viviana Patianna, Barbara Predieri, Lorenzo Iughetti, Susanna Esposito, Maria Elisabeth Street
Título: The Role of Nutrition on Thyroid Function
por: University of Parma; University Hospital of Parma; University of Modena and Reggio Emilia
DOI: 10.3390/nu16152496
Fecha: 2024 Jul 31
Sitio web: PMC (PubMed Central)
Editorial: MDPI

[s58] - https://pmc.ncbi.nlm.nih.gov/articles/PMC8634384/
Autor: Kinga Skoracka, Alicja Ewa Ratajczak, Anna Maria Rychter, Agnieszka Dobrowolska, Iwona Krela-Kaźmierczak
Título: Female Fertility and the Nutritional Approach: The Most Essential Aspects
por: Poznan University of Medical Sciences
DOI: 10.1093/advances/nmab068
Fecha: 2021 Jun 17
Sitio web: PubMed Central (PMC)
Editorial: Advances in Nutrition

[s59] - https://pmc.ncbi.nlm.nih.gov/articles/PMC9710417/

Autor:	Aysha Karim Kiani, Kristjana Dhuli, Kevin Donato, Barbara Aquilanti, Valeria Velluti, Giuseppina Matera, Amerigo Iaconelli, Stephen Thaddeus Connelly, Francesco Bellinato, Paolo GIsondi, Matteo Bertelli	**Título:**	Main nutritional deficiencies
por:	National Library of Medicine (NLM)	**DOI:**	10.15167/2421-4248/jpmh2022.63.2S3.2752
Fecha:	2022 Oct 17	**Sitio web:**	PubMed Central (PMC)
Editorial:	Journal of Preventive Medicine and Hygiene		

[s60] - https://www.ncbi.nlm.nih.gov/books/NBK597352/

Autor:	Santiago Espinosa-Salas, Mauricio Gonzalez-Arias	**Título:**	Nutrition: Micronutrient Intake, Imbalances, and Interventions
por:	StatPearls Publishing	**Fecha:**	2023/09/21
Sitio web:	NCBI Bookshelf	**Editorial:**	StatPearls Publishing

[s61] - https://pmc.ncbi.nlm.nih.gov/articles/PMC9962371/

Autor:	Karolina Osowiecka, Joanna Myszkowska-Ryciak	**Título:**	The Influence of Nutritional Intervention in the Treatment of Hashimoto's Thyroiditis—A Systematic Review
por:	Warsaw University of Life Sciences (WULS)	**DOI:**	10.3390/nu15041041
Fecha:	2023 Feb 20	**Sitio web:**	PubMed Central (PMC)
Editorial:	Nutrients		

[s62] - https://pmc.ncbi.nlm.nih.gov/articles/PMC6619426/

Autor:	Layal Chaker, Antonio C Bianco, Jacqueline Jonklaas, Robin P Peeters	**Título:**	Hypothyroidism
por:	PubMed Central (PMC)	**DOI:**	10.1016/S0140-6736(17)30703-1
Fecha:	2017 Mar 20	**Sitio web:**	PMC
Editorial:	Lancet (London, England)		

[s63] - https://pmc.ncbi.nlm.nih.gov/articles/PMC9710417/

Autor:	AYSHA KARIM KIANI, KRISTJANA DHULI, KEVIN DONATO, BARBARA AQUILANTI, VALERIA VELLUTI, GIUSEPPINA MATERA, AMERIGO IACONELLI, STEPHEN THADDEUS CONNELLY, FRANCESCO BELLINATO, PAOLO GISONDI, MATTEO BERTELLI	**Título:**	Main nutritional deficiencies
por:	MAGI EUREGIO, MAGI'S LAB, UOSD Medicina Bariatrica, Fondazione Policlinico Agostino Gemelli IRCCS, San Francisco Veterans Affairs Health Care System, Department of Oral & Maxillofacial Surgery, University of California, Section of Dermatology and Venereology, Department of Medicine, University of Verona, MAGISNAT	**DOI:**	10.15167/2421-4248/jpmh2022.63.2S3.2752
Fecha:	2022 Oct 17	**Sitio web:**	PubMed Central (PMC)
Editorial:	Journal of Preventive Medicine and Hygiene		

[s64] - https://pmc.ncbi.nlm.nih.gov/articles/PMC10386647/

Autor:	Antonis Zavros, Eleni Andreou, George Aphamis, Gregory C Bogdanis, Giorgos K Sakkas, Zoe Roupa, Christoforos D Giannaki	**Título:**	The Effects of Zinc and Selenium Co-Supplementation on Resting Metabolic Rate, Thyroid Function, Physical Fitness, and Functional Capacity in Overweight and Obese People under a Hypocaloric Diet: A Randomized, Double-Blind, and Placebo-Controlled Trial
por:	University of Nicosia; National and Kapodistrian University of Athens; University of Thessaly	**DOI:**	10.3390/nu15143133
Fecha:	2023 Jul 13	**Sitio web:**	PMC (PubMed Central)
Editorial:	Nutrients		

[s65] - https://pubmed.ncbi.nlm.nih.gov/37013429/

Autor:	Javidi N, Khorasani ZM, Salari R, Niroumand S, Yousefi M	**Título:**	Achievements in Hypothyroidism Treatment with Herbal Medicine: A Systematic Review of Randomized Controlled Trials
por:	PubMed	**DOI:**	10.2174/1570163820666230403091841
Fecha:	2023	**Sitio web:**	pubmed.ncbi.nlm.nih.gov
Editorial:	Curr Drug Discov Technol		

[s66] - https://pmc.ncbi.nlm.nih.gov/articles/PMC7440342/

Autor:	Hyongjun Kim, Sun-Young Moon, Kyungsun Han, Jun-Hwan Lee, Jong Hwan Im, Sungha Kim, Jeong-Eun Yoo	**Título:**	Treatment of hypothyroidism using Korean medicine: 2 case reports
DOI:	10.1097/MD.0000000000019737	**Fecha:**	2020 May 1
Sitio web:	PubMed Central (PMC)	**Editorial:**	Medicine

[s67] - https://pubmed.ncbi.nlm.nih.gov/39619751/

Autor:	Fatemeh Ghaffari-Saravi; Assie Jokar	**Título:**	Herbal remedies for hypothyroidism: A systematic review and meta-analysis
por:	National Center for Biotechnology Information (NCBI)	**DOI:**	10.22088/cjim.16.1.1
Fecha:	10/19/2024	**Sitio web:**	PubMed
Editorial:	Caspian J Intern Med		

[s68] - https://pmc.ncbi.nlm.nih.gov/articles/PMC11607114/

Autor:	Fatemeh Ghaffari-Saravi, Assie Jokar	**Título:**	Herbal remedies for hypothyroidism: A systematic review and meta-analysis
por:	Mazandaran University of Medical Sciences	**DOI:**	10.22088/cjim.16.1.1
Fecha:	2024 Oct 19	**Sitio web:**	PubMed Central (PMC)
Editorial:	Caspian Journal of Internal Medicine		

[s69] - https://pmc.ncbi.nlm.nih.gov/articles/PMC6544778/

Autor:	Xiaoxi Zeng, Yong Yuan, Taixiang Wu, Liu Yan, Han Su	**Título:**	Chinese herbal medicines for hyperthyroidism
DOI:	10.1002/14651858.CD005450.pub2	**Fecha:**	2007 Apr 18
Sitio web:	PubMed Central (PMC)	**Editorial:**	The Cochrane Database of Systematic Reviews

[s70] - https://pmc.ncbi.nlm.nih.gov/articles/PMC7013308/

Autor:	Yang Yang, Qin Chen, Wen-Ying Yu, Huan-Huan Zhang, Yu-Sen Zhong, Song-Zhao Zhang, Jia-Feng Wang, Chen-Huan Yu	**Título:**	Herbal Active Ingredients: An Emerging Potential for the Prevention and Treatment of Papillary Thyroid Carcinoma
DOI:	10.1155/2020/1340153	**Fecha:**	2020 Jan 31
Sitio web:	PubMed Central (PMC)	**Editorial:**	BioMed Research International

[s71] - https://pmc.ncbi.nlm.nih.gov/articles/PMC9101513/

Autor:	Yana Danailova, Tsvetelina Velikova, Georgi Nikolaev, Zorka Mitova, Alexander Shinkov, Hristo Gagov, Rossitza Konakchieva	**Título:**	Nutritional Management of Thyroiditis of Hashimoto
por:	Sofia University "St. Kliment Ohridski", University Hospital Lozenetz, Institute of Experimental Morphology, Pathology and Anthropology with Museum, Bulgarian Academy of Sciences, Medical University of Sofia	**DOI:**	10.3390/ijms23095144
Fecha:	2022 May 5	**Sitio web:**	PubMed Central (PMC)
Editorial:	International Journal of Molecular Sciences		

[s72] - https://pmc.ncbi.nlm.nih.gov/articles/PMC6749531/

Autor:	Bo Cao, Xi-Chuan Wei, Xiao-Rong Xu, Hai-Zhu Zhang, Chuan-Hong Luo, Bi Feng, Run-Chun Xu, Sheng-Yu Zhao, Xiao-Juan Du, Li Han, Ding-Kun Zhang	**Título:**	Seeing the Unseen of the Combination of Two Natural Resins, Frankincense and Myrrh: Changes in Chemical Constituents and Pharmacological Activities
por:	Pharmacy College, Chengdu University of Traditional Chinese Medicine; Key Laboratory Breeding Base of Systematic Research and Utilization on Chinese Material Medical Resources Co-founded by Sichuan Province and Ministry of Science and Technology, Chengdu 611137, China; Department of Pharmacy and Chemistry, Dali University, Dali 671000, China; Chengdu Yong Kang Pharmaceutical Co., Ltd., Chengdu 611130, China	**DOI:**	10.3390/molecules24173076
Fecha:	2019 Aug 24	**Sitio web:**	PubMed Central (PMC)
Editorial:	MDPI		

[s73] - https://pmc.ncbi.nlm.nih.gov/articles/PMC11544504/

Autor:	Palash S Kotak, Abhinav Kadam, Sourya Acharya, Sunil Kumar, Anuj Varma	**Título:**	Beyond the Thyroid: A Narrative Review of Extra-thyroidal Manifestations in Hashimoto's Disease
por:	Jawaharlal Nehru Medical College, Datta Meghe Institute of Higher Medical Research, Wardha, IND	**DOI:**	10.7759/cureus.71126
Fecha:	2024 Oct 9	**Sitio web:**	PMC (PubMed Central)
Editorial:	Cureus		

[s74] - https://pmc.ncbi.nlm.nih.gov/articles/PMC9101513/

Autor:	Yana Danailova, Tsvetelina Velikova, Georgi Nikolaev, Zorka Mitova, Alexander Shinkov, Hristo Gagov, Rossitza Konakchieva	**Título:**	Nutritional Management of Thyroiditis of Hashimoto
DOI:	10.3390/ijms23095144	**Fecha:**	2022 May 5
Sitio web:	PubMed Central (PMC)		

[s75] - https://www.ncbi.nlm.nih.gov/books/NBK459466/

Autor:	Juan-Sebastián Franco, Jenny Amaya-Amaya, Juan-Manuel Anaya	**Título:**	Thyroid disease and autoimmune diseases
por:	El Rosario University Press	**Fecha:**	2013/07/18
Sitio web:	NCBI Bookshelf	**Editorial:**	El Rosario University Press

[s76] - https://www.ncbi.nlm.nih.gov/books/NBK459262/

Autor:	Dana L. Mincer, Ishwarlal Jialal	**Título:**	Hashimoto Thyroiditis
por:	StatPearls Publishing	**Fecha:**	2023/07/29
Sitio web:	NCBI Bookshelf	**Editorial:**	StatPearls

[s77] - https://pmc.ncbi.nlm.nih.gov/articles/PMC9142813/

Autor:	Joanna Bogusławska, Marlena Godlewska, Ewa Gajda, Agnieszka Piekiełko-Witkowska	**Título:**	Cellular and molecular basis of thyroid autoimmunity
por:	Centre of Postgraduate Medical Education, Department of Biochemistry and Molecular Biology, Warsaw, Poland	**DOI:**	10.1530/ETJ-21-0024
Fecha:	2021 Nov 1	**Sitio web:**	PubMed Central (PMC)
Editorial:	European Thyroid Journal		

[s78] - https://pmc.ncbi.nlm.nih.gov/articles/PMC10385100/

Autor:	Filip Lebiedziński, Katarzyna Aleksandra Lisowska	**Título:**	Impact of Vitamin D on Immunopathology of Hashimoto's Thyroiditis: From Theory to Practice
por:	Medical University of Gdańsk	**DOI:**	10.3390/nu15143174
Fecha:	2023 Jul 17	**Sitio web:**	PubMed Central (PMC)
Editorial:	Nutrients		

[s79] - https://pmc.ncbi.nlm.nih.gov/articles/PMC9478900/

Autor:	Joanna Klubo-Gwiezdzinska, Leonard Wartofsky	**Título:**	Hashimoto thyroiditis: an evidence-based guide to etiology, diagnosis and treatment
por:	National Institutes of Health, Georgetown University School of Medicine	**DOI:**	10.20452/pamw.16222
Fecha:	2022 Mar 3	**Sitio web:**	PubMed Central (PMC)
Editorial:	Polish archives of internal medicine		

[s80] - https://www.ncbi.nlm.nih.gov/books/NBK459262/

Autor:	Dana L. Mincer, Ishwarlal Jialal	**Título:**	Hashimoto Thyroiditis
por:	StatPearls Publishing	**Fecha:**	2023/07/29
Sitio web:	NCBI Bookshelf	**Editorial:**	StatPearls Publishing

[s81] - https://www.ncbi.nlm.nih.gov/books/NBK459466/

Autor:	Juan-Sebastián Franco, Jenny Amaya-Amaya, Juan-Manuel Anaya	**Título:**	Thyroid disease and autoimmune diseases
por:	El Rosario University Press	**Fecha:**	2013/07/18
Sitio web:	NCBI Bookshelf	**Editorial:**	El Rosario University Press

[s82] - https://pmc.ncbi.nlm.nih.gov/articles/PMC2699000/

Autor:	Ronald Daher, Thierry Yazbeck, Joe Bou Jaoude, Bassam Abboud	**Título:**	Consequences of dysthyroidism on the digestive tract and viscera
por:	Hotel Dieu de France Hospital, Faculty of Medicine, Saint-Joseph University	**DOI:**	10.3748/wjg.15.2834
Fecha:	2009 Jun 21	**Sitio web:**	PMC (PubMed Central)
Editorial:	World Journal of Gastroenterology : WJG		

[s83] - https://pmc.ncbi.nlm.nih.gov/articles/PMC6507635/

Autor:	Bernadette Biondi, George J Kahaly, R Paul Robertson	**Título:**	Thyroid Dysfunction and Diabetes Mellitus: Two Closely Associated Disorders
DOI:	10.1210/er.2018-00163	**Fecha:**	2019 Jan 14
Sitio web:	PubMed Central (PMC)	**Editorial:**	Endocrine Reviews

[s84] - https://pmc.ncbi.nlm.nih.gov/articles/PMC5422478/

Autor:	Eleonore Fröhlich, Richard Wahl	**Título:**	Thyroid Autoimmunity: Role of Anti-thyroid Antibodies in Thyroid and Extra-Thyroidal Diseases
por:	University of Tuebingen; Medical University Graz	**DOI:**	10.3389/fimmu.2017.00521
Fecha:	2017 May 9	**Sitio web:**	PubMed Central (PMC)
Editorial:	Frontiers in Immunology		

[s85] - https://pmc.ncbi.nlm.nih.gov/articles/PMC10843736/

Autor:	Antonio C Bianco	**Título:**	Emerging Therapies in Hypothyroidism
por:	University of Chicago School of Medicine	**DOI:**	10.1146/annurev-med-060622-101007
Fecha:	2023 Sep 22	**Sitio web:**	PubMed Central (PMC)
Editorial:	Annual review of medicine		

[s86] - https://pmc.ncbi.nlm.nih.gov/articles/PMC6822824/

Autor:	Leonidas H Duntas, Jacqueline Jonklaas	**Título:**	Levothyroxine Dose Adjustment to Optimise Therapy Throughout a Patient's Lifetime
DOI:	10.1007/s12325-019-01078-2	**Fecha:**	2019 Sep 4
Sitio web:	PubMed Central (PMC)	**Editorial:**	Advances in Therapy

[s87] - https://www.niddk.nih.gov/health-information/endocrine-diseases/hypothyroidism

Título:	Hypothyroidism (Underactive Thyroid) - NIDDK	**por:**	NIDDK - National Institute of Diabetes and Digestive and Kidney Diseases
Fecha:	2025-01-15 16:13:22 -05:00	**Sitio web:**	NIDDK
Editorial:	NIDDK		

[s88] - https://www.niddk.nih.gov/health-information/endocrine-diseases/hashimotos-disease

Título:	Hashimoto's Disease	**por:**	National Institute of Diabetes and Digestive and Kidney Diseases (NIDDK)
Fecha:	2025-01-03 19:40:06 -05:00	**Sitio web:**	NIDDK
Editorial:	NIDDK - National Institute of Diabetes and Digestive and Kidney Diseases		

[s89] - https://pmc.ncbi.nlm.nih.gov/articles/PMC3847753/

Autor:	Serena Tonstad, Edward Nathan, Keiji Oda, Gary Fraser	**Título:**	Vegan Diets and Hypothyroidism
por:	Loma Linda University; Oslo University Hospital	**DOI:**	10.3390/nu5114642
Fecha:	2013 Nov 20	**Sitio web:**	PubMed Central (PMC)
Editorial:	PMC		

[s90] - https://pubmed.ncbi.nlm.nih.gov/36839399/

Autor:	Karolina Osowiecka, Joanna Myszkowska-Ryciak	**Título:**	The Influence of Nutritional Intervention in the Treatment of Hashimoto's Thyroiditis-A Systematic Review - PubMed
por:	PubMed	**DOI:**	10.3390/nu15041041
Fecha:	02/20/2023	**Sitio web:**	PubMed
Editorial:	Nutrients		

[s91] - https://pmc.ncbi.nlm.nih.gov/articles/PMC9101513/

Autor:	Yana Danailova, Tsvetelina Velikova, Georgi Nikolaev, Zorka Mitova, Alexander Shinkov, Hristo Gagov, Rossitza Konakchieva	**Título:**	Nutritional Management of Thyroiditis of Hashimoto
por:	Sofia University "St. Kliment Ohridski", University Hospital Lozenetzz, Bulgarian Academy of Sciences, Medical University of Sofia	**DOI:**	10.3390/ijms23095144
Fecha:	2022 May 5	**Sitio web:**	PubMed Central (PMC)
Editorial:	International Journal of Molecular Sciences		

[s92] - https://pmc.ncbi.nlm.nih.gov/articles/PMC5817719/

Autor:	George E Naoum, Michael Morkos, Brian Kim, Waleed Arafat	**Título:**	Novel targeted therapies and immunotherapy for advanced thyroid cancers
DOI:	10.1186/s12943-018-0786-0	**Fecha:**	2018 Feb 19
Sitio web:	PubMed Central (PMC)	**Editorial:**	Molecular Cancer

[s93] - https://pmc.ncbi.nlm.nih.gov/articles/PMC3068720/

Autor:	Syed Amin Tabish	**Título:**	Complementary and Alternative Healthcare: Is it Evidence-based?
por:	National Center for Biotechnology Information (NCBI)	**Fecha:**	2008 Jan
Sitio web:	PubMed Central (PMC)	**Editorial:**	International Journal of Health Sciences

[s94] - https://pmc.ncbi.nlm.nih.gov/articles/PMC2913884/

Autor:	Mary Koithan, Cynthia Farrell	**Título:**	Indigenous Native American Healing Traditions
por:	University of Arizona	**DOI:**	10.1016/j.nurpra.2010.03.016
Fecha:	2010 Jun 1	**Sitio web:**	PubMed Central (PMC)
Editorial:	The journal for nurse practitioners : JNP		

[s95] - https://pmc.ncbi.nlm.nih.gov/articles/PMC3621761/

Autor:	William E Hartmann, Joseph P Gone	**Título:**	Incorporating Traditional Healing Into an Urban American Indian Health Organization: A Case Study of Community Member Perspectives
por:	University of Michigan	**DOI:**	10.1037/a0029067
Fecha:	2012 Jun 25	**Sitio web:**	PubMed Central (PMC)
Editorial:	Journal of counseling psychology		

[s96] - https://www.nccih.nih.gov/health/complementary-alternative-or-integrative-health-whats-in-a-name

Título:	Complementary, Alternative, or Integrative Health: What's In a Name?	**por:**	National Center for Complementary and Integrative Health (NCCIH)
Sitio web:	NCCIH		

[s97] - https://pubmed.ncbi.nlm.nih.gov/27134765/

Autor:	Pereira RF;Bártolo PJ.	**Título:**	Traditional Therapies for Skin Wound Healing
por:	National Center for Biotechnology Information (NCBI)	**DOI:**	10.1089/wound.2013.0506
Fecha:	05/01/2016	**Sitio web:**	PubMed
Editorial:	Adv Wound Care (New Rochelle)		

[s98] - https://pmc.ncbi.nlm.nih.gov/articles/PMC4827280/

Autor:	Rúben F Pereira, Paulo J Bártolo	**Título:**	Traditional Therapies for Skin Wound Healing
por:	Centre for Rapid and Sustainable Product Development (CDRsp), Polytechnic Institute of Leiria, Marinha Grande, Portugal. INEB-Instituto de Engenharia Biomédica, Universidade do Porto, Porto, Portugal. ICBAS-Instituto de Ciências Biomédicas Abel Salazar, Universidade do Porto, Porto, Portugal.	**DOI:**	10.1089/wound.2013.0506
Fecha:	2016 May 1	**Sitio web:**	PubMed Central (PMC)
Editorial:	Advances in Wound Care		

[s99] - https://pmc.ncbi.nlm.nih.gov/articles/PMC10250628/

Autor:	Bahareh Farasati Far, Nima Broomand Lomer, Hossein Gharedaghi, Hadi Sahrai, Golnaz Mahmoudvand, Arian Karimi Rouzbahani	**Título:**	Is beta-carotene consumption associated with thyroid hormone levels?
DOI:	10.3389/fendo.2023.1089315	**Fecha:**	2023 May 26
Sitio web:	PubMed Central (PMC)	**Editorial:**	Frontiers in Endocrinology

[s100] - https://pmc.ncbi.nlm.nih.gov/articles/PMC4684134/

Autor:	Christopher Wellwood, Sean Rardin	**Título:**	Adrenal and Thyroid Supplementation Outperforms Nutritional Supplementation and Medications for Autoimmune Thyroiditis
Fecha:	2014 Jun	**Sitio web:**	PubMed Central (PMC)
Editorial:	Integrative Medicine: A Clinician's Journal		

[s101] - https://pmc.ncbi.nlm.nih.gov/articles/PMC9101513/

Autor:	Yana Danailova, Tsvetelina Velikova, Georgi Nikolaev, Zorka Mitova, Alexander Shinkov, Hristo Gagov, Rossitza Konakchieva	**Título:**	Nutritional Management of Thyroiditis of Hashimoto
por:	Sofia University "St. Kliment Ohridski", University Hospital Lozenetz, Bulgarian Academy of Sciences, Medical University of Sofia	**DOI:**	10.3390/ijms23095144
Fecha:	2022 May 5	**Sitio web:**	PubMed Central (PMC)
Editorial:	International Journal of Molecular Sciences		

[s102] - https://pmc.ncbi.nlm.nih.gov/articles/PMC6464647/

Autor:	Kimberly B Harding, Juan Pablo Peñ a-Rosas, Angela C Webster, Constance MY Yap, Brian A Payne, Erika Ota, Luz Maria De-Regil	**Título:**	Iodine supplementation for women during the preconception, pregnancy and postpartum period
DOI:	10.1002/14651858.CD011761.pub2	**Fecha:**	2017 Mar 5
Sitio web:	PubMed Central (PMC)	**Editorial:**	The Cochrane Database of Systematic Reviews

[s103] - https://pmc.ncbi.nlm.nih.gov/articles/PMC8762991/

Título:	43rd Annual Meeting of the European Thyroid Association. Virtual Conference, September 4–7, 2021	**por:**	PubMed Central (PMC)
DOI:	10.1159/000517526	**Fecha:**	2021 Aug 6
Sitio web:	PubMed Central (PMC)	**Editorial:**	European Thyroid Journal

[s104] - https://pmc.ncbi.nlm.nih.gov/articles/PMC10907906/

Autor:	Jalormy S Joshi, Amardeep Shanoo, Nainita Patel, Aishwarya Gupta	**Título:**	From Conception to Delivery: A Comprehensive Review of Thyroid Disorders and Their Far-Reaching Impact on Feto-Maternal Health
por:	Jawaharlal Nehru Medical College, Datta Meghe Institute of Higher Education and Research	**DOI:**	10.7759/cureus.53362
Fecha:	2024 Feb 1	**Sitio web:**	PubMed Central (PMC)
Editorial:	Cureus		

[s105] - https://pmc.ncbi.nlm.nih.gov/articles/PMC9165850/

Autor:	Stella Iacovides, Shane K Maloney, Sindeep Bhana, Zareena Angamia, Rebecca M Meiring	**Título:**	Could the ketogenic diet induce a shift in thyroid function and support a metabolic advantage in healthy participants? A pilot randomized-controlled-crossover trial
por:	University of the Witwatersrand; The University of Western Australia; Chris Hani Baragwanath Academic Hospital, University of the Witwatersrand; University of Auckland	**DOI:**	10.1371/journal.pone.0269440
Fecha:	2022 Jun 3	**Sitio web:**	PubMed Central (PMC)
Editorial:	PLoS ONE		

[s106] - https://pmc.ncbi.nlm.nih.gov/articles/PMC10385501/

Autor:	Antonio Paoli, Antonino Bianco, Tatiana Moro, Joao Felipe Mota, Christianne F Coelho-Ravagnani	**Título:**	The Effects of Ketogenic Diet on Insulin Sensitivity and Weight Loss, Which Came First: The Chicken or the Egg?
por:	University of Padua; UCAM, Catholic University of Murcia; University of Palermo; Federal University of Goiás; APC Microbiome Ireland, University College Cork; Federal University of Mato Grosso do Sul	**DOI:**	10.3390/nu15143120
Fecha:	2023 Jul 12	**Sitio web:**	PubMed Central (PMC)
Editorial:	Nutrients		

[s107] - https://pmc.ncbi.nlm.nih.gov/articles/PMC9387720/

Autor:	Matti L Gild, Mark Stuart, Roderick J Clifton-Bligh, Audrey Kinahan, David J Handelsman	**Título:**	Thyroid Hormone Abuse in Elite Sports: The Regulatory Challenge
DOI:	10.1210/clinem/dgac223	**Fecha:**	2022 Apr 19
Sitio web:	PubMed Central (PMC)	**Editorial:**	The Journal of Clinical Endocrinology and Metabolism

[s108] - https://pmc.ncbi.nlm.nih.gov/articles/PMC5399492/

Autor:	Richard S Legro, Silva A Arslanian, David A Ehrmann, Kathleen M Hoeger, M Hassan Murad, Renato Pasquali, Corrine K Welt	**Título:**	Diagnosis and Treatment of Polycystic Ovary Syndrome: An Endocrine Society Clinical Practice Guideline
por:	National Library of Medicine (NLM)	**DOI:**	10.1210/jc.2013-2350
Fecha:	2013 Nov 20	**Sitio web:**	PubMed Central (PMC)
Editorial:	The Journal of Clinical Endocrinology and Metabolism		

[s109] - https://pmc.ncbi.nlm.nih.gov/articles/PMC9937587/

Autor:	Lauren T Ptomey, Nicolas M Oreskovic, James A Hendrix, Dominica Nichols, Stamatis Agiovlasitis	**Título:**	Weight management recommendations for youth with Down syndrome: Expert recommendations
DOI:	10.3389/fped.2022.1064108	**Fecha:**	2023 Feb 3
Sitio web:	PMC (PubMed Central)	**Editorial:**	Frontiers in Pediatrics

[s110] - https://pmc.ncbi.nlm.nih.gov/articles/PMC10667099/

Autor:	Thomas A Wadden, Ariana M Chao, Sriram Machineni, Robert Kushner, Jamy Ard, Gitanjali Srivastava, Bruno Halpern, Shuyu Zhang, Jiaxun Chen, Mathijs C Bunck, Nadia N Ahmad, Tammy Forrester	**Título:**	Tirzepatide after intensive lifestyle intervention in adults with overweight or obesity: the SURMOUNT-3 phase 3 trial
DOI:	10.1038/s41591-023-02597-w	**Fecha:**	2023 Oct 15
Sitio web:	PubMed Central (PMC)	**Editorial:**	Nature Medicine

[s111] - https://www.ncbi.nlm.nih.gov/books/NBK459466/

Autor:	Juan-Sebastián Franco, Jenny Amaya-Amaya, Juan-Manuel Anaya	**Título:**	Thyroid disease and autoimmune diseases
por:	El Rosario University Press	**Fecha:**	2013/07/18
Sitio web:	NCBI Bookshelf	**Editorial:**	El Rosario University Press

[s112] - https://pmc.ncbi.nlm.nih.gov/articles/PMC5014602/

Autor:	Simone De Leo, Sun Y Lee, Lewis E Braverman	**Título:**	Hyperthyroidism
por:	PubMed Central (PMC)	**DOI:**	10.1016/S0140-6736(16)00278-6
Fecha:	2016 Mar 30	**Sitio web:**	PMC
Editorial:	Lancet (London, England)		

[s113] - https://pmc.ncbi.nlm.nih.gov/articles/PMC5799701/

Autor:	Renae C Fernandez, Vivienne M Moore, Emer M Van Ryswyk, Tamara J Varcoe, Raymond J Rodgers, Wendy A March, Lisa J Moran, Jodie C Avery, R Doug McEvoy, Michael J Davies	**Título:**	Sleep disturbances in women with polycystic ovary syndrome: prevalence, pathophysiology, impact and management strategies
por:	The University of Adelaide, Robinson Research Institute, Adelaide, SA, Australia, The University of Adelaide, Adelaide Medical School, Adelaide, SA, Australia, The University of Adelaide, School of Public Health, Adelaide, SA, Australia, The University of Adelaide, Fay Gale Centre for Research on Gender, Adelaide, SA, Australia, Adelaide Institute for Sleep Health, Flinders Centre for Research Excellence, Flinders University of South Australia, Bedford Park, SA, Australia, Monash Centre for Health Research Implementation, School of Public Health and Preventive Medicine, Monash University, Melbourne, Vic, Australia, Adelaide Sleep Health, Southern Adelaide Local Health Network, Repatriation General Hospital, Daw Park, SA, Australia	**DOI:**	10.2147/NSS.S127475
Fecha:	2018 Feb 1	**Sitio web:**	PubMed Central (PMC)
Editorial:	Nature and Science of Sleep		

[s114] - https://pmc.ncbi.nlm.nih.gov/articles/PMC2748127/

Autor:	Harrison G Bloom, Imran Ahmed, Cathy A Alessi, Sonia Ancoli-Israel, Daniel J Buysse, Meir H Kryger, Barbara A Phillips, Michael J Thorpy, Michael V Vitiello, Phyllis C Zee	**Título:**	Evidence-Based Recommendations for the Assessment and Management of Sleep Disorders in Older Persons
DOI:	10.1111/j.1532-5415.2009.02220.x	**Fecha:**	2009 May
Sitio web:	PubMed Central (PMC)	**Editorial:**	Journal of the American Geriatrics Society

[s115] - https://pmc.ncbi.nlm.nih.gov/articles/PMC6899751/

Autor:	Thangam Venkatesan, David J Levinthal, Sally E Tarbell, Safwan S Jaradeh, William L Hasler, Robert M Issenman, Kathleen A Adams, Irene Sarosiek, Christopher D Stave, Ravi N Sharaf, Shahnaz Sultan, B U K Li	**Título:**	Guidelines on management of cyclic vomiting syndrome in adults by the American Neurogastroenterology and Motility Society and the Cyclic Vomiting Syndrome Association
por:	American Neurogastroenterology and Motility Society and the Cyclic Vomiting Syndrome Association	**DOI:**	10.1111/nmo.13604
Fecha:	2019 Jun 26	**Sitio web:**	PMC
Editorial:	Wiley		

[s116] - https://pmc.ncbi.nlm.nih.gov/articles/PMC5819886/

Autor:	Sarah J Kizilbash, Shelley P Ahrens, Barbara K Bruce, Gisela Chelimsky, Sherilyn W Driscoll, Cynthia Harbeck-Weber, Robin M Lloyd, Kenneth J Mack, Dawn E Nelson, Nelly Ninis, Paolo T Pianosi, Julian M Stewart, Karen E Weiss, Philip R Fischer	**Título:**	Adolescent Fatigue, POTS, and Recovery: A Guide for Clinicians
por:	Mayo Clinic	**DOI:**	10.1016/j.cppeds.2013.12.014
Fecha:	2014 May-Jun	**Sitio web:**	PubMed Central (PMC)
Editorial:	Current problems in pediatric and adolescent health care		

[s117] - https://pmc.ncbi.nlm.nih.gov/articles/PMC7288350/

Autor:	Keisuke Ikegami, Samuel Refetoff, Eve Van Cauter, Takashi Yoshimura	**Título:**	Interconnection between circadian clocks and thyroid function
DOI:	10.1038/s41574-019-0237-z	**Fecha:**	2019 Aug 12
Sitio web:	PubMed Central (PMC)	**Editorial:**	Nature reviews. Endocrinology

Fuentes de imágenes

Las imágenes no listadas son de creación propia o fueron adquiridas con la licencia correspondiente. Todos los derechos están reservados para estas imágenes.

Para todas las demás imágenes listadas aquí:
Ninguna de las imágenes fue modificada, solo se ajustó la resolución. En la versión eBook, las imágenes se compilaron en collages numerados. Todas las imágenes permanecen sujetas a su licencia original y se utilizan de acuerdo con sus respectivos términos de licencia. Si descubre errores de atribución u otras discrepancias, contáctenos.

Fecha de la revisión final de la imagen: 2025-02-14.

Licencia utilizada

CC0	http://creativecommons.org/publicdomain/zero/1.0/deed.en

Créditos de imágenes

[i1] - 001_001_001_image_antidiuretisches_hormon.jpeg
https://upload.wikimedia.org/wikipedia/commons/c/c6/Arginine_vasopressin3d.png

Date:	2006-11-10	**por:**	Trlkly
Artista:	Fvasconcellos	**License:**	Public domain

[i2] - 001_001_001_image_hypothalamus.jpeg
https://upload.wikimedia.org/wikipedia/commons/b/b6/Hypothalamus.jpg

Date:	2005-07-06	**por:**	Methoxyroxy~commonswiki
License:	Public domain		

[i3] - 001_001_002_image_endoplasmatisches_retikulum.jpeg
https://upload.wikimedia.org/wikipedia/commons/7/76/Mammalian_pancreatic_tissue%2C_nuclear_pores_and_rough_endoplasmic_reticulum.jpg

Date:	2006-10-04	**por:**	Patho
Artista:	Louisa Howard	**License:**	Public domain

[i4] - 001_001_003_image_gehirn.jpeg
https://upload.wikimedia.org/wikipedia/commons/5/50/Computed_tomography_of_human_brain_-_large.png

Date:	Uploaded	**por:**	Shashi.
Artista:	Mikael Häggström	**License:**	CC0

[i5] - 001_001_003_image_herz.jpeg
https://upload.wikimedia.org/wikipedia/commons/5/57/Heart_frontally_PDA.jpg

Date:	25 October 2005	**por:**	Ekko
License:	Public domain		

[i6] - 001_001_003_image_schilddruese.jpeg
https://upload.wikimedia.org/wikipedia/commons/a/a3/Illu_thyroid_parathyroid.jpg

Date:	2014-06-04	**por:**	CFCF
License:	Public domain		

[i7] - 001_002_001_image_blut.jpeg
https://upload.wikimedia.org/wikipedia/commons/e/e2/Blood_Types.jpg

Date:	2023-08-02	**por:**	Bondarev.gal
License:	CC0		

[i8] - 001_002_001_image_urin.jpeg
https://upload.wikimedia.org/wikipedia/commons/1/1f/Urine_test_samples.jpg

Date:	2024-09-03	**por:**	Fumikas Sagisavas
License:	CC0		

[i9] - 001_002_002_image_biopsie.jpeg
https://upload.wikimedia.org/wikipedia/commons/f/f9/Histopathology_of_thyroid_hyperplasia_with_follicular_hemorrhage.jpg

Date:	2023-11-16	**por:**	Mikael Häggström
License:	CC0		

[i10] - 001_002_003_image_hirnanhangdruese.jpeg
https://upload.wikimedia.org/wikipedia/commons/5/58/High_magnification_histology_of_pars_distalis_of_the_anterior_pituitary_gland.png

Date:	2020-07-28	**por:**	Mikael Häggström
License:	CC0		

[i11] - 001_002_003_image_thyroxin.jpeg
https://upload.wikimedia.org/wikipedia/commons/8/82/Thyroid_hormone_synthesis.png

Date:	2011-06-16	**por:**	Mikael Häggström
License:	CC0		

[i12] - 001_003_001_image_mutationen.jpeg
https://upload.wikimedia.org/wikipedia/commons/a/a3/Simple_Example_for_Accumulation_of_Genetic_Mutations.png

Date:	2015-10-08	**por:**	Angelahartsock
License:	CC0		

[i13] - 001_003_002_image_hashimotothyreoiditis.jpeg
https://upload.wikimedia.org/wikipedia/commons/f/f9/Hashimoto_Thyroiditis.jpg

Date:	2010-08-30	**por:**	Schomynv
License:	Public domain		

[i14] - 001_003_002_image_selen.jpeg
https://upload.wikimedia.org/wikipedia/commons/e/e0/Selen_1.jpg

Date:	2006-03	**por:**	Lambdadra
Artista:	de:User:Tomihahndorf	**License:**	Public domain

[i15] - 001_003_002_image_stress.jpeg
https://upload.wikimedia.org/wikipedia/commons/6/66/Stress_ball_manipulation.jpg

Date:	15 April 2006	**por:**	BotMultichill
Artista:	Kallemax	**License:**	Public domain

[i16] - 002_001_001_image_alopezie.jpeg
https://upload.wikimedia.org/wikipedia/commons/d/d5/Alopecia_areata_head.jpg

Date:	2013-05-26	**por:**	Who
License:	Public domain		

[i17] - 002_001_001_image_dehnungsstreifen.jpeg
https://upload.wikimedia.org/wikipedia/commons/4/4a/Stretch_marks_2.jpg

Date:	2011-10-11	**por:**	Handcuffed
License:	CC0		

[i18] - 002_001_002_image_depression.jpeg
https://upload.wikimedia.org/wikipedia/commons/5/54/Depression-loss_of_loved_one.jpg

Date:	2009-04-15	**por:**	Baker131313
License:	Public domain		

[i19] - 002_001_002_image_gedaechtnis.jpeg
https://upload.wikimedia.org/wikipedia/commons/0/0a/Human_brain_NIH.png

Date:	2007-07-23	**por:**	Talgraf777
Artista:	National Institutes of Health	**License:**	Public domain

[i20] - 002_002_001_image_selenmethionin.jpeg
https://upload.wikimedia.org/wikipedia/commons/1/15/Selenomethionine-from-xtal-3D-balls.png

Date:	2009-01-13	**por:**	Benjah-bmm27
Artista:	Ben Mills	**License:**	Public domain

[i21] - 002_002_002_image_laktose.jpeg
https://upload.wikimedia.org/wikipedia/commons/4/4c/Lactose-free_milk%2C_BKK%2C_2021-10-01.jpg

Date:	2021-10-01	**por:**	21janvier1793
License:	CC0		

[i22] - 002_002_003_image_oxidativer_stress.jpeg
https://upload.wikimedia.org/wikipedia/commons/f/f9/Lewis_Researcher_in_the_Materials_and_Stresses_Building_%28GRC-1952-C-31339%29.jpg

Date:	Taken	**por:**	OptimusPrimeBot
Artista:	NASA Glenn Research Center	**License:**	Public domain

[i23] - 002_003_001_image_ashwagandha.jpeg
https://upload.wikimedia.org/wikipedia/commons/4/48/Aswagandhaherb11.jpg

Date:	2008-11-22	**por:**	Piouswatson
License:	Public domain		

[i24] - 002_003_001_image_coleus_forskohlii.jpeg
https://upload.wikimedia.org/wikipedia/commons/4/43/Coleus_forskohlii.jpg

Date:	1968-02-11	**por:**	Shizhao
Artista:	Naturalis Biodiversity Center	**License:**	CC0

[i25] - 002_003_002_image_achtsamkeit.jpeg
https://upload.wikimedia.org/wikipedia/commons/c/c1/School_children_meditating.jpg

Date:	2014-10-13	**por:**	Farang Rak Tham
Artista:	Kochphon (Honey) Onshawee	**License:**	CC0

[i26] - 002_003_002_image_asana.jpeg
https://upload.wikimedia.org/wikipedia/commons/d/d6/A_woman_doing_Yoga_-_A_statue_in_Prayagraj.jpg

Date:	2020-06-18	**por:**	Apurv013
License:	CC0		

[i27] - 002_003_002_image_meditation.jpeg
https://upload.wikimedia.org/wikipedia/commons/0/00/Meditation_Focus_Point.jpg

Date:	2024-12-12	**por:**	Bondigoldwiki
License:	CC0		

[i28] - 002_003_002_image_yoga.jpeg
https://upload.wikimedia.org/wikipedia/commons/f/fc/Yoga_Room_-_23_RAW-Export_%28Sergej_Majboroda_via_Poly_Haven%29.png

Date:	08.3.2023	**por:**	PantheraLeo1359531
Artista:	https://polyhaven.com/all?a=Sergej%20Majboroda	**License:**	CC0

[i29] - 002_003_003_image_krafttraining.jpeg
https://upload.wikimedia.org/wikipedia/commons/2/2b/Strength_Training_During_Albany_Waterfront_Loop_Run.jpg

Date:	2009-08-31	**por:**	Jstrishak
License:	Public domain		

[i30] - 002_003_003_image_pilates.jpeg
https://upload.wikimedia.org/wikipedia/commons/9/91/Pilates_01.jpg

Date:	2008-02	**por:**	ISED
Artista:	J. Vílchez	**License:**	Public domain

[i31] - 002_003_003_image_joggen.jpeg
https://upload.wikimedia.org/wikipedia/commons/f/f0/Jogging_man_betweeen_running_light_figures_on_the_Toronto_bridge%3B_free_photo_Amsterdam%2C_Fons_Heijnsbroek%2C_06-01-2022.jpg

Date:	2022-01-06	**por:**	FotoDutch
Artista:	Fons Heijnsbroek	**License:**	CC0

[i32] - 002_003_003_image_radfahren.jpeg
https://upload.wikimedia.org/wikipedia/commons/0/05/Military_cyclists_in_pace_line.jpg

Date:	Taken	**por:**	Pimlottc
Artista:	Airman Nathan Doza	**License:**	Public domain

[i33] - 003_001_001_image_amiodaron.jpeg
https://upload.wikimedia.org/wikipedia/commons/2/24/Amiodarone-based-on-hydrochloride-xtal-3D-sf.png

Date:	2021-01-10	**por:**	Benjah-bmm27
Artista:	Ben Mills	**License:**	Public domain

[i34] - 003_001_001_image_kortikosteroide.jpeg
https://upload.wikimedia.org/wikipedia/commons/f/f0/Glucocorticoid_receptor.png

Date:	23 July 2007	**por:**	Gonn
Artista:	Boghog2	**License:**	Public domain

[i35] - 003_001_003_image_kribbeln.jpeg
https://upload.wikimedia.org/wikipedia/commons/2/29/CT_of_spondylosis_causing_radiculopathy.png

Date:	2019-04-16	**por:**	Mikael Häggström
License:	CC0		

[i36] - 003_001_003_image_muedigkeit.jpeg
https://upload.wikimedia.org/wikipedia/commons/e/e3/Fatigue2.jpg

Date:	13 October 2012	**por:**	Fel23
Artista:	geralt	**License:**	CC0

[i37] - 003_002_001_image_stoffwechsel.jpeg
https://upload.wikimedia.org/wikipedia/commons/2/22/ATP-3D-vdW.png

Date:	2007-01-21	**por:**	Benjah-bmm27
License:	Public domain		

[i38] - 003_002_002_image_magnesium.jpeg
https://upload.wikimedia.org/wikipedia/commons/e/e8/Frangula_alnus_with_magnesium_deficiency.jpg

Date:	2008-12-09	**por:**	Karduelis
License:	Public domain		

[i39] - 003_002_002_image_zink.jpeg
https://upload.wikimedia.org/wikipedia/commons/9/9d/Symptoms_of_Citrus_Blight_Disease.jpg

Date:	2004-11-10	**por:**	Collindeandouglas
Artista:	Stephen M. Garnsey	**License:**	Public domain

[i40] - 003_002_003_image_vitamin_a.jpeg
https://upload.wikimedia.org/wikipedia/commons/9/9e/Retinol_3D_balls.png

Date:	2011-06-15	**por:**	Jynto
License:	CC0		

[i41] - 003_003_002_image_leber.jpeg
https://upload.wikimedia.org/wikipedia/commons/6/6f/Human_Hepar.jpg

Date:	2007-05-22	**por:**	Konto na chwilę
Artista:	Suseno	**License:**	Public domain

[i42] - 004_001_001_image_lymphozyt.jpeg
https://upload.wikimedia.org/wikipedia/commons/8/89/SEM_Lymphocyte.jpg

Date:	1976-09-20	**por:**	DO11.10
License:	Public domain		

[i43] - 004_001_001_image_tumornekrosefaktoralpha.jpeg
https://upload.wikimedia.org/wikipedia/commons/d/d0/TNF-alpha.png

Date:	2009-05-15	**por:**	Doxepine
License:	Public domain		

[i44] - 004_001_003_image_diabetes_mellitus_typ_1.jpeg
https://upload.wikimedia.org/wikipedia/commons/9/93/T1DRpng.png

Date:	2012-11-17	**por:**	Mexus951
Artista:	type1diabetesawareness.org	**License:**	CC0

[i45] - 004_001_003_image_pernizioese_anaemie.jpeg
https://upload.wikimedia.org/wikipedia/commons/6/6c/RBC_micrograph.jpg

Date:	2010-01-24	**por:**	Medicallessons
Artista:	Redbloodcells.jpg	**License:**	Public domain

[i46] - 004_002_002_image_speisesalz.jpeg
https://upload.wikimedia.org/wikipedia/commons/3/33/Iodized_salt_found_in_Ted_Kaczynski%27s_cabin.jpg

Date:	circa	**por:**	Kingofthedead
Artista:	Federal Bureau of Investigation agents	**License:**	Public domain

[i47] - 004_003_003_image_cortisol.jpeg
https://upload.wikimedia.org/wikipedia/commons/c/c0/Cortisol-3D-balls.png

Date:	2008-05-26	**por:**	Benjah-bmm27
Artista:	Ben Mills	**License:**	Public domain

[i48] - 005_001_003_image_heisshunger.jpeg
https://upload.wikimedia.org/wikipedia/commons/d/d2/Cravings_%28Unsplash%29.jpg

Date:	Taken	**por:**	Fæ
Artista:	brookelark	**License:**	CC0

[i49] - 005_001_003_image_schlaf.jpeg
https://upload.wikimedia.org/wikipedia/commons/3/3a/A_child_sleeping.jpg

Date:	2007-04-23	**por:**	Alessandro Zangrilli
License:	Public domain		

[i50] - 005_001_003_image_aktivitaetstracker.jpeg
https://upload.wikimedia.org/wikipedia/commons/a/a0/Fitness_training_improves_run_times_%288276719%29.jpg

Date:	Taken	**por:**	OptimusPrimeBot
Artista:	Eve Daugherty	**License:**	Public domain

[i51] - 005_002_002_image_entspannungstechniken.jpeg
https://upload.wikimedia.org/wikipedia/commons/8/86/750x500px_photo_10.jpg

Date:	2022-09-23	**por:**	Resimi
Artista:	Unknown authorUnknown author	**License:**	CC0

[i52] - 005_002_003_image_rezeptor.jpeg
https://upload.wikimedia.org/wikipedia/commons/c/c4/1FYT_T-cell_receptor_and_HLA_class_II_complex.png

Date:	2013-09-01	**por:**	Takuma-sa
License:	CC0		

[i53] - 005_002_003_image_schichtarbeit.jpeg
https://upload.wikimedia.org/wikipedia/commons/6/61/GROUP_OF_MINERS_WAITING_TO_GO_TO_WORK_ON_THE_4_P.M._TO_MIDNIGHT_SHIFT_AT_THE_VIRGINIA-POCAHONTAS_COAL_COMPANY_MINE_%5E4..._-_NARA_-_556348.jpg

Date:	April	**por:**	Hohum
Artista:	NARA record: 8464440	**License:**	Public domain

[i54] - 005_003_001_image_selbstmitgefuehl.jpeg
https://upload.wikimedia.org/wikipedia/commons/f/f3/Compassion_Nederland.jpg

Date:	2015-06-28	**por:**	Apdency
License:	CC0		

[i55] - 005_003_003_image_ferritin.jpeg
https://upload.wikimedia.org/wikipedia/commons/1/1d/PDB_2ux1_EBI.png

Date:	2009-06-17	**por:**	DonabelSDSU.bot
Artista:	European Bioinformatics Institute	**License:**	Public domain

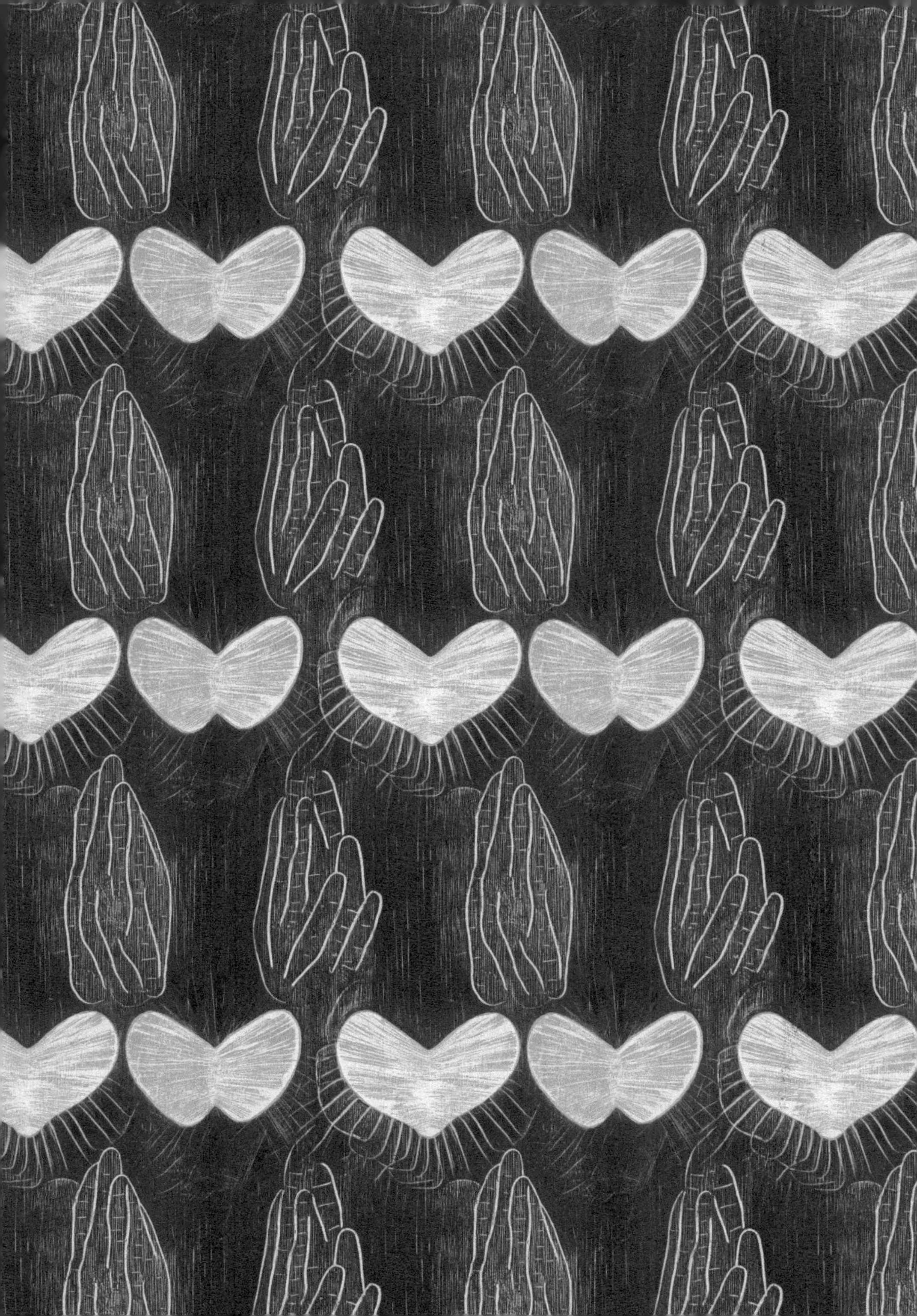

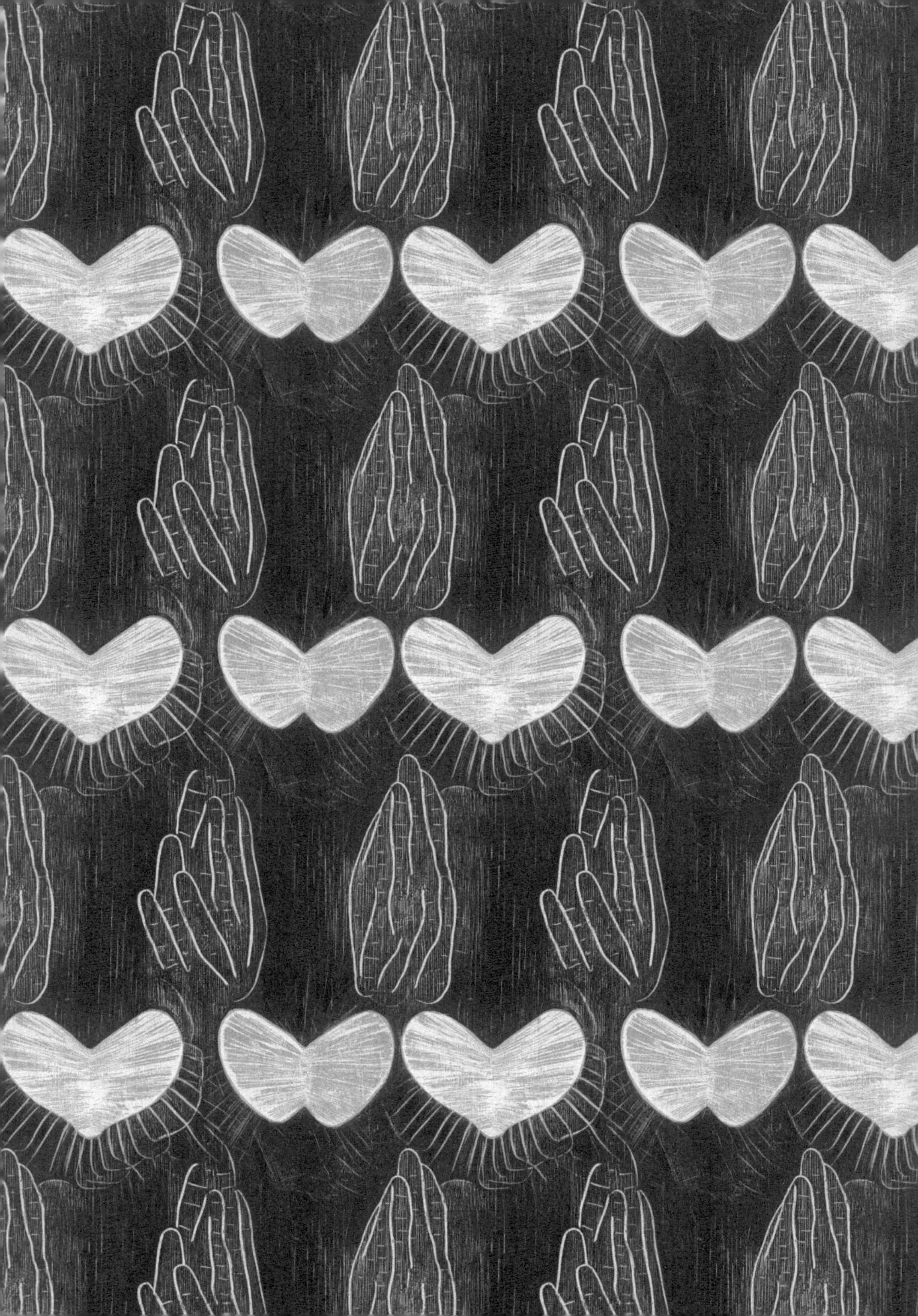

FSC
www.fsc.org
MIX
Papier | Fördert gute Waldnutzung
FSC® C083411

Kolibri 360 GmbH
Ferdinand-Jühlke-Straße 7
99095 Erfurt, Deutschland
produktsicherheit@kolibri360.de